Gertrud Hirschi · Barbara Kündig

RückenYoga

Gertrud Hirschi leitet seit 1982 eine Yogaschule in Zürich. Sie absolvierte die Yogalehrer-Ausbildung beim BDY (Berufsverband deutscher Yogalehrer) und bildete sich weiter zur Rückenschul-Kursleiterin aus. Das Thema rückengerechte Gymnastik vertiefte sie in vielen Fortbildungen und integrierte die neuen Erkenntnisse der Forschung in ihre Praxis als Yogalehrerin. Sie gibt Weiterbildungskurse im In- und Ausland; so u. a. für Yogalehrende an der GesundheitsAkademie in Ulm zum Thema RückenYoga.

„Seit vielen Jahren lebe ich, dank RückenYoga, schmerzfrei. Wenn sich meine Beschwerden doch mal bemerkbar machen, dann weiß ich, was ich dagegen tun kann."

Barbara Kündig beschäftigte sich bereits während ihres Studiums (Staatswissenschaften sowie Arbeit- und Organisationspsychologie) intensiv mit Entspannung, Mentaltechniken, Intuition und Yoga. Besonders widmet sie sich den konkreten, sicht- und spürbaren Nutzen dieser Techniken. Sie gibt ihr umfassendes Wissen und ihre Erfahrungen in Aus- und Weiterbildungen sowie Beratungen im In- und Ausland weiter. Auch hat sie mehrere erfolgreiche Bücher verfasst.

Weitere Infos über unser Kursangebot und unsere Beratungstätigkeit erfahren Sie auf unseren Webseiten:
www.gertrudhirschi.ch
www.barbara-kuendig.ch

Dank

Ganz herzlich bedanken möchten wir uns bei unseren Partnern für die Unterstützung und Rückendeckung, die uns das Arbeiten am Buch enorm erleichterten. Ebenso bei Tina Steinauer, die durch ihre wunderschönen Fotos dem Buch eine besondere Note gegeben hat, und bei unseren Models. Es war eine tolle Zusammenarbeit!

Gertrud Hirschi · Barbara Kündig

RückenYoga

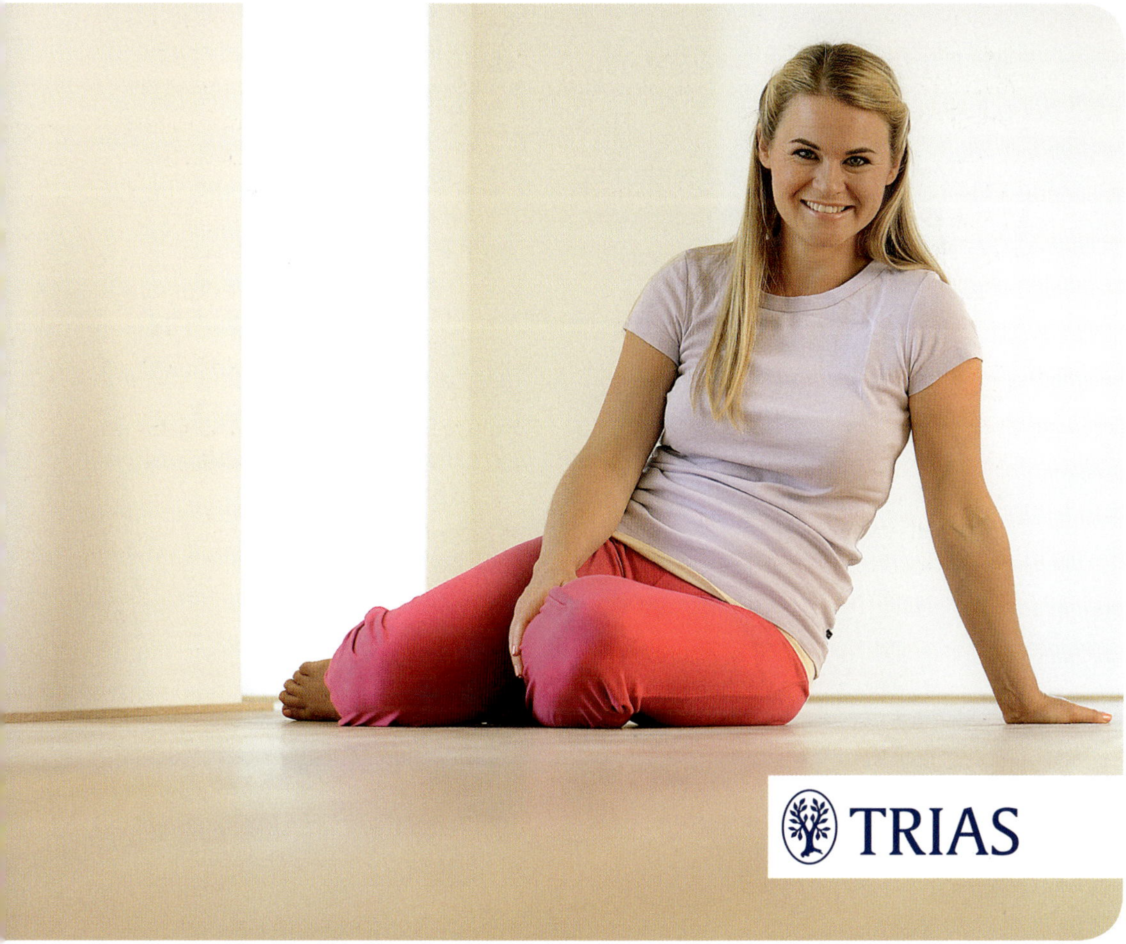

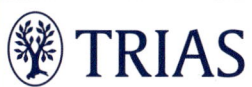

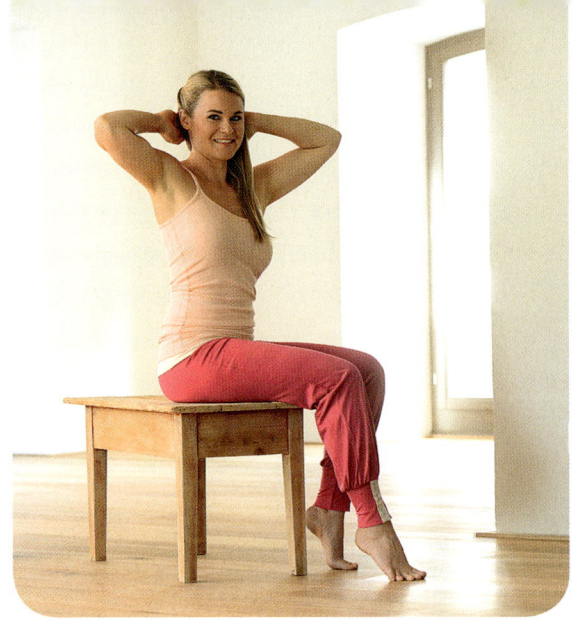
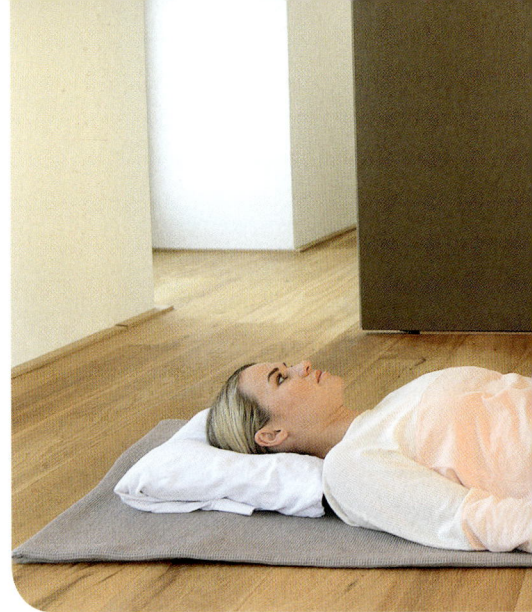

◆ RückenYoga –
Was ist das?

12 **Wie RückenYoga aufgebaut ist**
12 Körperliches und mentales Training
zugleich
16 Zusätzliche Tipps für den Alltag

◆ RückenYoga
in der Praxis

20 **Übungsfolge bei
akuten Schmerzen**
23 Entspannung in Rückenlage
26 Dynamische Übungen aus
der entspannten Rückenlage
30 Gewichtstemmer
31 Sanfte Rückenmassage

32 **Übungsfolge für den
unteren Rücken**
35 Nach den Sternen greifen
37 Rückenpower
38 Vorbeuge im Stand
40 Katze
43 Katzenbuckel – Pferderücken
45 Heuschrecke
46 Kobra
48 Entspannung im gerollten Blatt

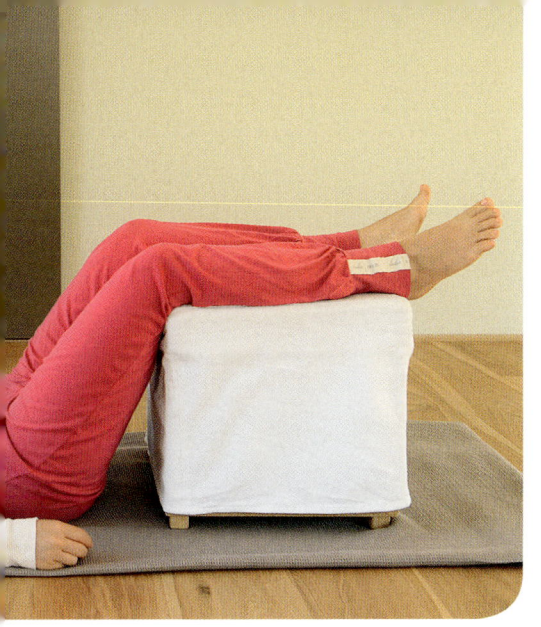
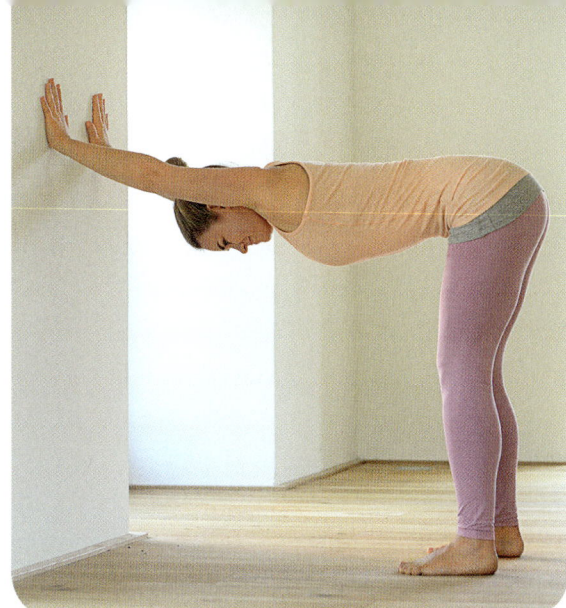

50 Übungsfolge für den
mittleren Rücken

53 Brustbeweger
54 Lockerer Schwinger
55 Himmelstemmer
56 Faules Dreieck
58 Klinge
60 Kuhkopf
61 Sunrise
62 Ruhender Frosch

64 Übungsfolge für den
oberen Rücken

67 Schultern kreisen
68 Windrad
71 Liegende Acht
73 Flügelschlag
74 Goldenes Trio für Hals und Nacken
76 Anti-Buckel
77 Nacken und Schultern kneten
79 Ruhende Schildkröte

Was Sie mit RückenYoga erreichen können

Endlich schmerzfrei werden, wäre das nicht wunderbar? Mit RückenYoga schaffen Sie es! Das ganzheitliche Konzept setzt an den beiden Hauptursachen für Rückenschmerzen an: der verspannten Muskulatur und den seelischen Belastungen. Die Übungen lockern, dehnen und stärken Ihren Rücken und sorgen in der Entspannungsphase für den nötigen körperlichen und seelischen Ausgleich.

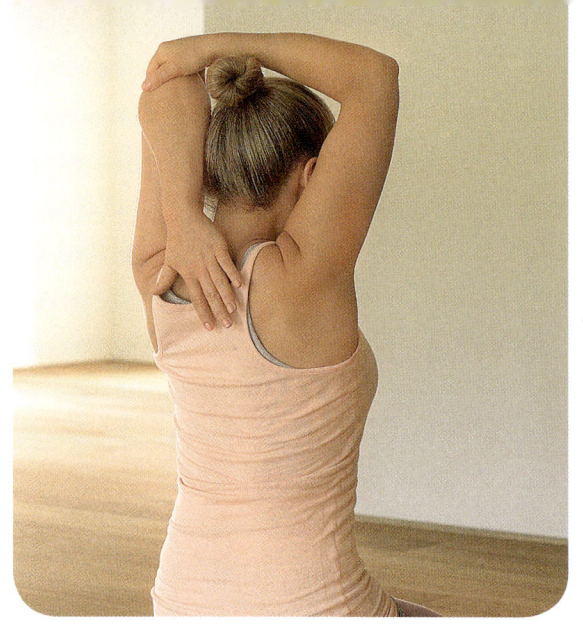
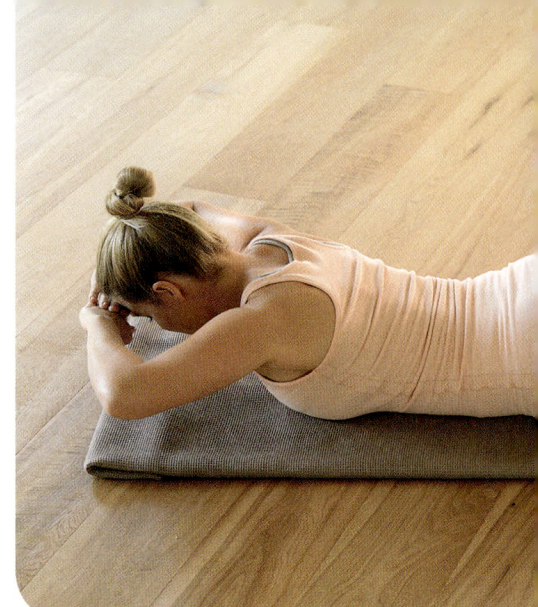

◆ Übungsfolgen für den ganzen Rücken

82 RückenYoga für den ganzen Körper
82 Ganzheitliches Training

84 Übungsfolge, um frisch in den Tag zu starten
87 Treten am Ort mit erhobenen Armen
88 Arm- und Beinheber
91 Flieger
93 Seitenbeuge mit gekreuzten Beinen
95 Dreieck
96 Drehschwung
98 Drehstand
101 Baum
103 Stuhl/Hund
104 Brustexpander

106 Übungsfolge zum Dampf ablassen und Auftanken
109 Kriechgang
111 Drehung im Kniestand
112 Seitendehnung im Kniestand
114 Kleiner Held
115 Schwan
117 Panther
118 Beckenheber
119 Boot
120 Therapeutische Rückendehnung

122 Übungsfolge zur Entspannung
125 Pogalopp
127 Tisch
128 Drehsitz
130 Seitenbeuge
132 Vorbeuge im Sitzen
135 Beinkreisen in Rückenlage
136 Armkreisen in Seitenlage
138 Krafttrio für den Bauch
141 Brücke

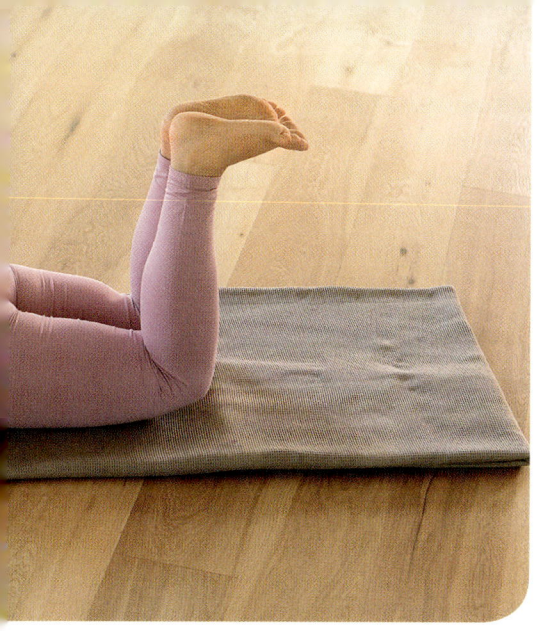
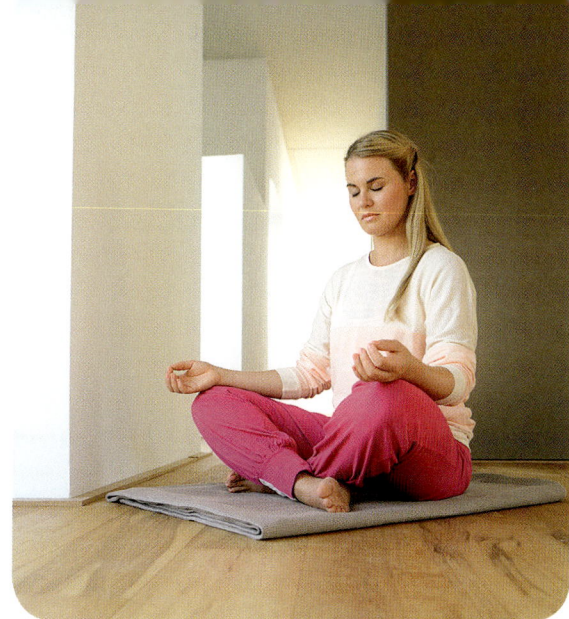

◆ Yoga – die Seele und der Alltag

144 **Mudras, Pranayamas, Mantras**
144 Die Bedeutung der Mudras
145 Pranayamas –
    Atemübungen
146 Mantras
148 Handrückenmassage
149 Mittelfingermassage und Mittelfinger
    halten
150 Rücken-Mudra
151 Willen-Mudra
152 Stufenatem
154 Energielenkendes Pranayama

156 **Entspannung und Meditation**
156 Entspannung
157 Meditation
159 Savasana – Vollkommene
    Entspannung
160 Anspannungen ausatmen
160 Reise durch den Körper
161 Rücken-Tiefenentspannung
161 Tiefenentspannung
    mit Yoga Nidra

162 **Psychosomatik, Alltagstipps und Spiritualität**
162 Psychosomatik – Hallo
    Mr. Detektiv!
167 Spiritualität

169 **Nachwort**

Üben:
Wo und wie?

Es ist eigentlich egal, wo Sie üben. Dies kann im Schlafzimmer, Wohn-
zimmer, auf dem Balkon, am Arbeitsplatz oder im Hotel sein. Achten
Sie darauf, dass Ihre Unterlage warm und flauschig ist, benutzen Sie
beispielsweise eine gefaltete Wolldecke. Halten Sie für die benötigte
Polsterung einige gerollte Frottiertücher bereit und eventuell einen
Stuhl, einen Hocker oder ein dickes Kissen, auf dem Sie bequem die
Unterschenkel ablegen können.

Ihre Kleidung sollte locker und bequem sein. Haben Sie nicht die Möglichkeit, sich fürs RückenYoga umzuziehen, beispielsweise wenn Sie am
Arbeitsplatz eine Übungsfolge einschieben, achten Sie zumindest darauf,
dass Sie beengende Kleidungsstücke wie Gürtel und Krawatte gelockert
haben. So sind Sie auch schon fertig vorbereitet – los geht's!

Liebe Leserin,
lieber Leser,

das Thema „Hilfe zur Selbsthilfe" durchzieht dieses Buch wie ein roter Faden. Damit meinen wir nicht nur die gezielt eingesetzten Körperübungen, sondern natürlich auch die Rücken-Tiefenentspannung sowie die Mudras, Mantras und Atemübungen. Aus eigener Erfahrung wie auch durch die Erfahrung, die wir mit zahllosen Klienten und Kursteilnehmern gemacht haben, wissen wir, was hilft und wie die Übungen einzusetzen sind. Dabei müssen wir nicht einmal wissen, was genau die körperliche Ursache von Rückenbeschwerden ist – die Übungen bringen in jedem Fall einen wirksamen und positiven Prozess in Gang, der den Rücken gesunden lässt und stärkt. Neben dem körperlichen gibt es auch einen seelischen Aspekt: Egal wo, wann und wie es im Rücken schmerzt, dahinter steckt oft auch eine seelisch-geistige Ursache. Nur wenn auch dieser Aspekt in die Arbeit mit dem Rücken miteinbezogen wird, kann eine langfristige Besserung oder gar Heilung stattfinden. Es geht darum, dass wir uns selbst urteilsfrei besser kennenlernen und erkennen, was die Rückenschmerzen verursacht (Stress, Überforderungen, Sorgen, Ängste usw.). Dabei werden wir achtsam im Umgang mit uns selbst und lernen, wie man die Herausforderungen packt, die das Leben präsentiert. Wenn dieses Erforschen und Erkennen unserer selbst einmal wirklich schwierig und schwer wird, hilft uns neben der Selbst-Liebe oft eine Portion Humor weiter. Es ist doch so: Mit Humor fällt alles leichter! RückenYoga ist also auch ein Weg zur Selbst-Erkenntnis und dies dürfen Sie als ein spannendes Abenteuer sehen.

In diesem Sinne freuen wir uns, Sie ein Stück auf Ihrem persönlichen Weg zu begleiten, und wünschen Ihnen dabei viel Freude und Erfolg.

Gertrud Hirschi und Barbara Kündig

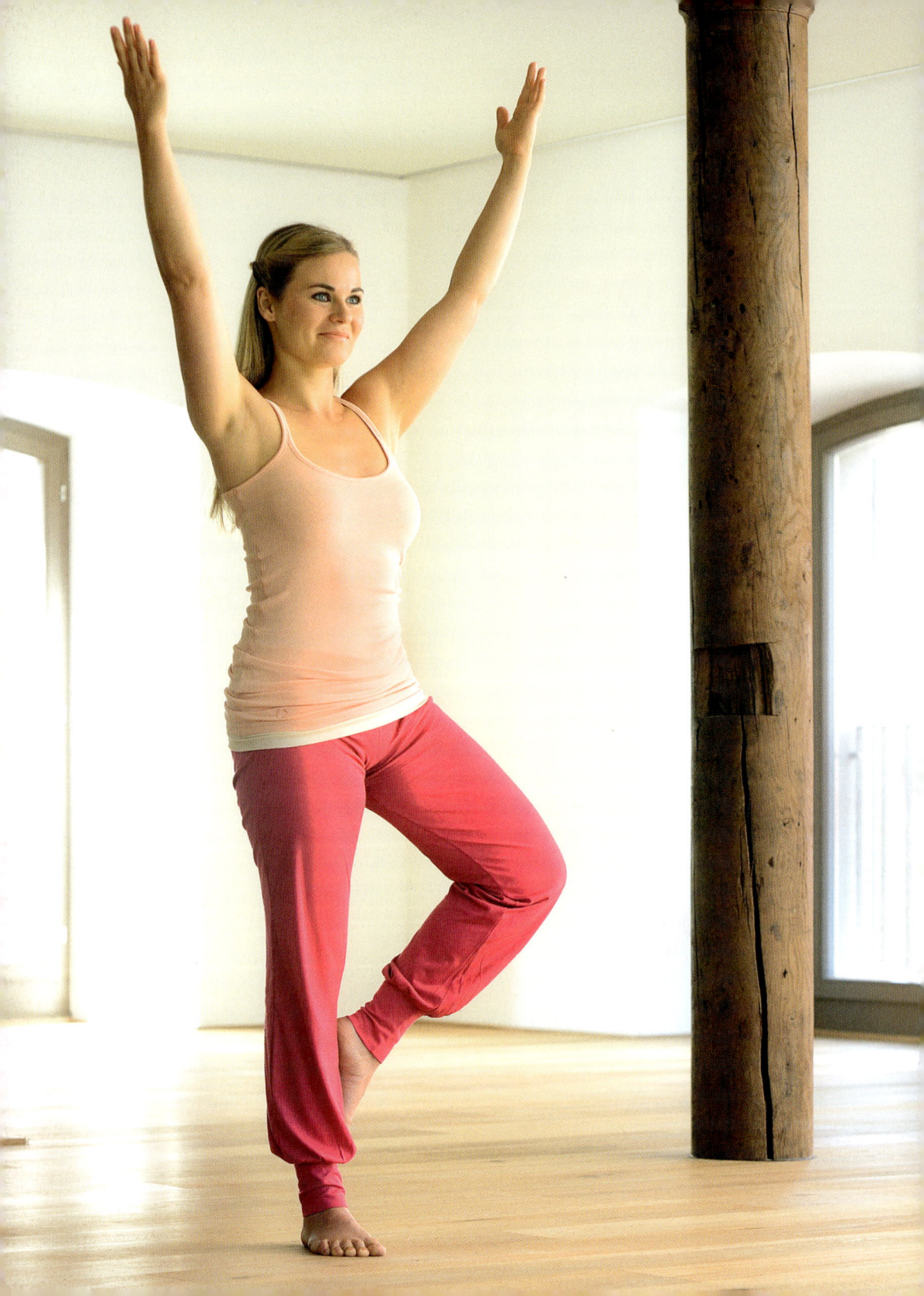

RückenYoga –
Was ist das?

Die besten Übungen und Techniken vereinen sich hier zu einem ganzheitlichen Training für den Rücken.

Wie RückenYoga aufgebaut ist

RückenYoga ist für jedermann geeignet. RückenYoga ist Prävention und Therapie zugleich und steigert Ihr Wohlbefinden auf allen Ebenen.

Körperliches und mentales Training zugleich

RückenYoga – das ist ein einzigartiges Konzept, in dem einerseits die besten Übungen aus der Rückengymnastik und -therapie, der Feldenkrais-Methode und dem Qigong verwendet werden; und diese werden mit geeigneten Übungen des Yoga kombiniert. Andererseits werden die Yogaphilosophie und die yogische Lebenseinstellung als Mentaltraining eingesetzt; und selbstverständlich werden auch Mudras (entsprechende Handgesten), Pranayamas (yogische Atemweise) und Mantras (unterstützende Affirmationen) aus dem Yoga gezielt eingesetzt. Im Umgang mit Schmerzen, egal ob chronisch oder akut, oder einem schwachen und labilen Rücken, den Sie stärken und stabilisieren möchten, sind Mudras, Pranayamas und Mantras außerordentlich wirkungsvoll. Warum dies so ist, erfahren Sie im hinteren Teil des Buches (ab Seite 144). Auch erfahren Sie dort, wie Sie bereits mit einer einfachen Entspannung sowie Meditationen (ab Seite 156) Ihrem Rücken viel Gutes tun können.

Geeignet für jedermann

Auf der körperlichen Ebene beinhaltet RückenYoga einfache Übungsfolgen, die für jedermann geeignet sind: ob Sie alt oder jung, Mann oder Frau, berufstätig oder in der Familie eingespannt sind oder sogar Tendenzen zu einem Workaholic-Dasein haben, ob Sie körperlich belastende Tätigkeiten ausführen oder eher einen sitzenden Lebensstil pflegen – mit RückenYoga haben Sie ein einfaches Instrument zur Hand, um Ihr Wohlbefinden und Ihre Gesundheit dauerhaft zu verbessern.

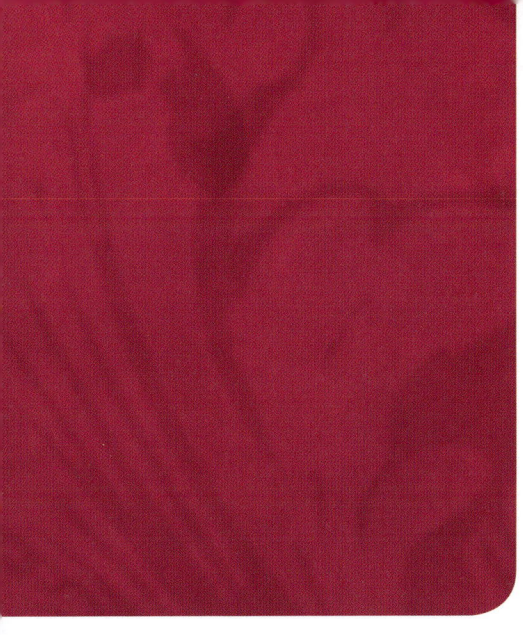

Ganzheitliches Üben – einfach und effizient

RückenYoga zielt nicht auf eine spezifische Beschwerde oder ein Krankheitsbild ab. Es wird immer ein gesamter Rückenbereich in sein Gleichgewicht gebracht – wie es dem Yoga entspricht.

Alle Übungen des RückenYoga sind einfache und sichere Übungen, sanft und doch sehr wirksam. Sie brauchen also keine Yogalehrerin oder Therapeutin an Ihrer Seite. Machen Sie die Übungen zu Hause oder am Arbeitsplatz, Sie können nichts falsch machen.

Prävention und Therapie zugleich

Die Übungsfolgen dienen einerseits der Prävention, Sie können die Übungen praktizieren, um Ihren Rücken zu stärken und Beschwerden vorzubeugen. Andererseits helfen Ihnen die Übungen, wenn Sie von Rückenproblemen betroffen sind: sie ermöglichen es Ihnen, schmerzfrei zu werden, Rückfälle zu vermeiden und langfristig ohne Schmerzen zu leben.

In diesem Fall empfehlen wir in erster Linie die Akutfolge (ab Seite 20). Sie werden bald Linderung erfahren. Dann dürfen Sie die Übungsfolgen Ihrer Wahl praktizieren, da alle Übungen rückengerecht sind.

Üben auch mit Schmerzen

Sie können RückenYoga auch machen, wenn Sie Schmerzen haben.

Die umfassende Wirkung des RückenYoga:
- Unterstützt eine gute Körperhaltung
- Verbessert die Durchblutung
- Regt den Stoffwechsel an
- Stärkt die Bänder
- Kräftigt die Muskeln
- Massiert die Nervenbahnen
- Hält die Lymphbahnen durchlässig
- Fördert den feinstofflichen Energiefluss
- Verbessert die Atmung
- Aktiviert die Sauerstoffaufnahme
- Unterstützt die Organtätigkeit
- Entspannt Körper und Geist
- Weckt Vitalität und Lebensfreude
- Fördert Gelassenheit im Alltag
- Macht geistig frisch

Sie haben die Wahl: Sie können Ihr RückenYoga als lästige Pflichtveranstaltung sehen oder zu den schönsten Minuten des Tages machen. Wir plädieren für das Letztere.

Die Übungsfolgen des RückenYoga basieren auf einem klaren Konzept. Die einzelnen Übungen bauen in sinnvoller und effizienter Art und Weise aufeinander auf. Jede Übung verstärkt die Wirkung der vorangegangenen und der darauffolgenden. Zu Beginn jeder Folge wird gelockert und gedehnt, dann gestärkt sowie mobilisiert und zum Schluss entspannt. Dabei geht es immer um ein Wechselspiel zwischen Spannung und Entspannung sowie zwischen Statik und Bewegung.

Ausgleich. Einen großen Stellenwert haben die Ausgleichshaltungen im RückenYoga. Generell gilt, dass sich bei Seitenbeugen und Drehungen die Muskulatur einseitig verzieht und die Wirbelkörper, einschließlich Bandscheiben, nicht mehr optimal aufeinanderliegen. Außerdem schieben sich die Wirbelfortsätze ineinander. Die Ausgleichshaltungen stellen den nötigen Abstand der Wirbelkörper zueinander wieder her, schaffen Raum für die Nervenbahnen, regen gleichzeitig die Blutzufuhr an und bringen die vielen Muskeln und Bänder entlang der Wirbelsäule wieder in eine natürliche Ordnung. Die Ausgleichshaltungen haben aber noch einen weiteren Effekt: Sie bringen alle Funktionen des Körpers wieder in den Ruhe- und Entspannungszustand, in dem sich neue Kraft aufbaut und das vegetative Nervensystem gestärkt wird. Das System der Ausgleichshaltungen stammt weitgehend aus der Rückengymnastik und wer, wie die Autorinnen selbst, regelmäßig danach übt, weiß ihren Wert zu schätzen – sie schaffen im Rücken pures Wohlbefinden.

Lockerer Stand. Im RückenYoga sind in den stehenden Übungen die Knie immer locker bzw. leicht gebeugt. Dies schont den Rücken, stärkt die Kniebänder, fördert den Durchfluss feinstofflicher Energien und gibt Standhaftigkeit.

Nachspüren. Wir laden Sie ein, nach jeder Übung einige Atemzüge lang – so lange Sie Lust dazu haben – innezuhalten und nachzuspüren und nicht gleich zur nächsten Übung weiterzuhetzen. So können Sie die Wirkung sprichwörtlich am eigenen Leibe wahrnehmen. Zudem helfen Sie Ihrem Körper und Ihrem Gehirn so, neue korrekte Haltungen und Muster zu integrieren.

7 Mal Wohlbefinden. In diesem Buch stellen wir Ihnen 7 effiziente und einfach auszuführende Übungsfolgen vor: Die erste Folge bringt schnelle Erleichterung im Akutfall. Sie können diese sogar im Bett üben. Die weiteren Folgen befassen sich mit dem unteren, dem mittleren sowie dem oberen Rücken. Zudem zeigen wir Ihnen eine Übungsfolge, um frisch in den Tag zu starten, eine weitere zum Dampfablassen und Auftanken und eine zur Entspannung. Mit der letzten Übungsfolge können Sie sich auch wunderbar verwöhnen bevor Sie ins Bett gehen, da sie hauptsächlich in der Rückenlage praktiziert wird.

RückenYoga zeichnet sich durch einfache Übungen aus, die aber trotzdem effizient wirken. Bereits während des Übens stellt sich ein Wohlbefinden ein, das Sie über das Praktizieren hinaus in den Tag oder die Nacht hinein begleiten wird.

Üben: Wann und was?
Wenn Sie Schmerzen haben oder morgens noch im Bett üben möchten, empfehlen wir Ihnen die Übungsfolge gegen akute Schmerzen ab Seite 20.

Ist der untere Rücken Ihre Schwachstelle, dann finden Sie ab Seite 32 eine Übungsfolge, um diesen Bereich ganzheitlich zu lockern, zu stärken und zu entspannen.

Möchten Sie sich um Ihren mittleren Rücken kümmern, finden Sie ab Seite 50 die entsprechende Übungsfolge.

Mit dem oberen Rücken befasst sich die Übungsfolge ab Seite 64.

Die Übungsfolgen für den ganzen Rücken stellen wir Ihnen ab Seite 84 vor.

Spüren Sie Ihren Rücken tagsüber auf unangenehme Weise, schlagen wir vor, RückenYoga in die Mittagspause zu integrieren. Sie wären nicht der erste Mensch, der seine Matte neben dem Büro- oder Werktisch ausrollt.

Wenn Sie sich nicht allzu viel bewegen möchten, können Sie sich auch einfach für eine ausgedehnte Entspannung (z. B. unsere Rücken-Tiefenentspannung, siehe Seite 161, oder Yoga Nidra) hinlegen. Man hat herausgefunden, dass sich die Muskulatur entspannt und sich die Bandscheiben regenerieren, wenn man sich für 20 Minuten in die Rückenlage begibt.

Möchten Sie sich nach der Arbeit etwas Gutes tun oder sich vor Ihrem Abendprogramm regenerieren, dann können Sie die Übungsfolge zum Dampfablassen und Auftanken praktizieren und dabei auch gleich ein bisschen Spannungen oder sogar Frust und Ärger abbauen; oder Sie machen die Übungsfolge zur Entspannung.

Wählen Sie diejenige Übungsfolge aus, die Ihnen am sinnvollsten erscheint. In der Wahl der Tageszeit sind Sie frei.

Achten Sie darauf, dass Sie die Übungen nicht nach einer schweren Mahlzeit praktizieren.

Selbstbestimmt üben! Die einzelnen Übungen sind genau beschrieben, damit Sie wissen, wie diese auszuführen sind und wie sie wirken.

Wir sprechen oftmals von mehreren Wiederholungen. Gerne lassen wir Ihnen dabei jedoch viel Freiheit. Selbstbestimmung ist uns beiden sehr wichtig. Haben Sie mehr Zeit und Muße oder sprühen Sie vor Tatendrang, dann wohlan! Aber bitte nicht übertreiben und immer auf den Körper hören. Sind Sie müde, dann haben bereits einige wenige Wiederholungen ihren ganz besonderen Wert.

Auch in Bezug auf den Atem möchten wir, dass Sie sich möglichst frei fühlen. Wir geben zwar Empfehlungen, welche Bewegungen Sie mit dem Ein- oder Ausatmen synchronisieren können. Wenn Ihnen eine Beschreibung gegen den Strich geht, ändern Sie sie ab, bis Sie sich dabei wohlfühlen.

Am Anfang jeder Übungsfolge ist diese als Übersicht dargestellt, um Ihnen das Üben zu erleichtern.

Nutzen von Varianten. Bei einigen Übungen finden Sie Varianten – wechseln Sie also ab. Denn jeder Wechsel – jede Variante – ist von einzigartigem Wert. Warum? Im Rücken haben wir über 550 Muskelstränge und entlang der Wirbelsäule unzählige Bänder – kurze und lange. Bei jeder Variante kommen wieder andere Muskeln und Bänder ins Spiel und wir fördern dabei nicht nur einige wenige „Starmuskeln", sondern wir kreieren ein effizientes und ausgewogenes Team.

Sich selbst den Rücken stärken. Auf einer tieferen Ebene ist RückenYoga auch eine Lebenseinstellung, eine innere Haltung, die wir dem Leben gegenüber einnehmen. Dazu gehört auch unser Tun und Lassen im Alltag. Keine Angst, wir werden Ihnen keine neuen Regeln aufzwingen. RückenYoga soll Ihnen nicht nur das Leben erleichtern, es soll Ihnen vielmehr

ermöglichen, Ihre Ziele zu erreichen und Ihre Wünsche zu erfüllen. Freude und Begeisterung sollen Ihre Begleiter sein. Mit einem vitalen und starken Rücken, den Sie in der Körperarbeit aufbauen, wird Ihnen alles leichterfallen. Und wenn Sie achtsam sind und sich tagein, tagaus rückengerecht verhalten, können Sie davon ausgehen, dass Ihnen Ihre Kraft und Ihre Vitalität dauerhaft erhalten bleiben.

Der glückliche Augenblick. Die Forschung zeigt, dass unsere Gedanken und Emotionen dem Rücken guttun oder schaden können. Im RückenYoga werden Sie angehalten, die „richtigen" Gedanken zu hegen und zu pflegen. Dies ist gar nicht so schwer, wie es auf den ersten Blick scheinen mag – es kann sogar Spaß machen. Im RückenYoga sprechen wir also immer Körper, Geist und Seele an und wir beziehen den Alltag mit ein. Das Kostbarste, was wir haben, ist der jetzige Augenblick. Wir schaffen die Voraussetzung, dass dieser uns Freude bringt. Am besten ist es, Sie gehen RückenYoga ganz locker und entspannt an, freuen sich über die kleinsten Fortschritte, die Sie machen, und vertrauen, dass jeder weitere Schritt positive Resultate bringen wird.

Zusätzliche Tipps für den Alltag

• Achten Sie darauf, dass Sie schwere Lasten immer mit gebeugten Knien anheben und sich damit erst drehen, wenn Sie sich wieder ganz aufgerichtet haben.

- Auch das einseitige Tragen von schweren Gegenständen, beispielsweise Taschen oder Kinder, kann den Rücken übermäßig belasten – finden Sie Ihrem Rücken zuliebe günstigere Haltungsweisen.
- Das Rauchen verändert den Tonus der Blutgefäße und dies beeinträchtigt die optimale Durchblutung. Die Blutzufuhr für Bandscheiben und Muskeln ist enorm wichtig. Also Schluss mit dem Rauchen – besser schon heute als morgen.
- Auch Medikamente, z.B. Antibiotika, können die Ursache von Rückenschmerzen sein – hier ist eine Absprache mit dem Arzt angezeigt.
- Wichtig ist zudem, dass der Körper nicht übersäuert ist durch zu viel Junk-Food (Zucker, Weißmehl, Wurst, Fett, Softdrinks und Kaffee). Schon kurz nach dem Verzehr lässt sich im Urin das Absinken des pH-Werts nachweisen. Kennzeichen einer Übersäuerung sind zu hoher Puls, hoher Blutdruck, Schlafstörungen, Stressanfälligkeit und Muskelverspannungen. Mit einer Kost bestehend aus viel Gemüse, Obst und ungezuckerten Getränken kann dem leicht entgegengewirkt werden.
- Rücken und Darm hängen eng zusammen. Der Darm ist z.T. mit Bändern am unteren Rücken befestigt bzw. aufgehängt. Ist nun der Darm verstopft, wirkt sich das Gewicht auf den unteren Rücken aus. Menschen, die unter Stress stehen, haben oft einen chronisch verspannten Darm, der fest und hart von innen am Rücken zieht und ein Hohlkreuz begünstigt. Die besten Mittel gegen Verstopfung sind unserer Meinung nach eine gesunde und ausgewogene Ernährung und regelmäßige Bewegung.
- Nutzen Sie jede Gelegenheit, um in Bewegung zu sein: beim Telefonieren lieber mal stehen oder gehen; Rolltreppen meiden; nach spätestens 40 Minuten Sitzen aufstehen und sich kräftig durchstrecken.
- Treiben Sie wieder vermehrt Sport. Beginnen Sie vorerst mit lockerem, flottem Marschieren mit schwingenden Armen und/oder Radfahren. Dies massiert, belebt und entspannt die gesamte Rückenmuskulatur (pro Tag 10 bis 30 Minuten) – und schon bald können Sie wieder Ihrem Lieblingssport frönen.
- Bewegung, frische Luft, Sonne und Wasser aktivieren das Immunsystem und den Blutkreislauf, kräftigen das Nervensystem, bauen Stress ab. So werden Sie rundum kräftiger und stabiler – von all dem profitiert auch Ihr Rücken. Stellen Sie noch heute einen entsprechenden Plan auf – heute ist genau der richtige Tag, ein neues Leben zu beginnen. Nehmen Sie sich nicht zu viel vor – aber bleiben Sie dran!
- Vermeiden Sie negative Emotionen und Gefühle, da diese sich gerne in den Schwachstellen des Körpers – in Ihrem Fall im Rücken – festsetzen.

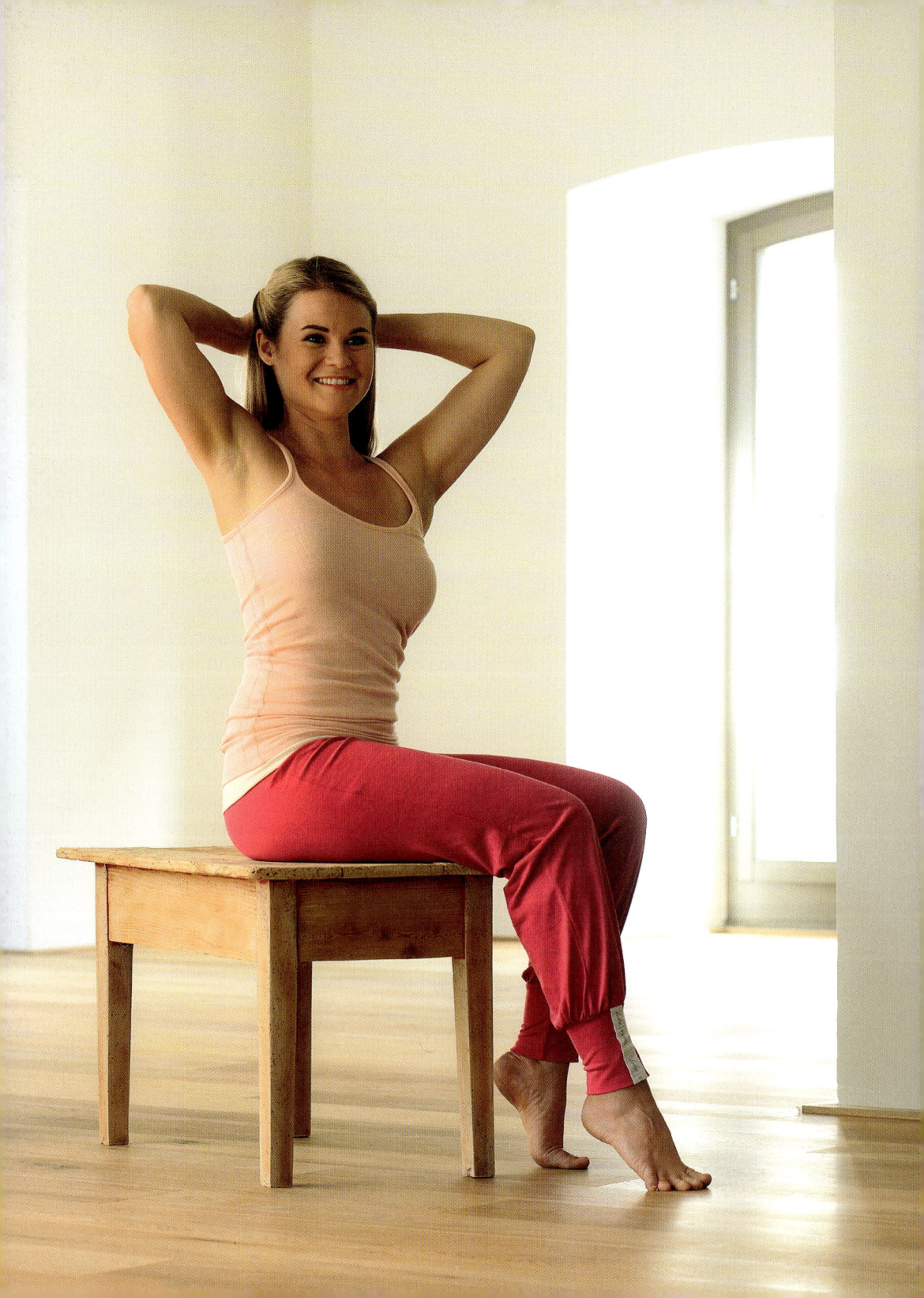

RückenYoga in der Praxis

Sämtliche Übungen helfen Ihnen, den Rücken zu kräftigen, damit er den alltäglichen Anforderungen gewachsen ist. Sie fühlen sich alsbald besser!

Übungsfolge bei akuten Schmerzen

Haben Sie Ihren Rücken zu stark belastet? Spüren Sie Verspannungen oder haben Sie gar Schmerzen? Die folgenden Übungen wirken sofort und gezielt und eignen sich jederzeit für zwischendurch.

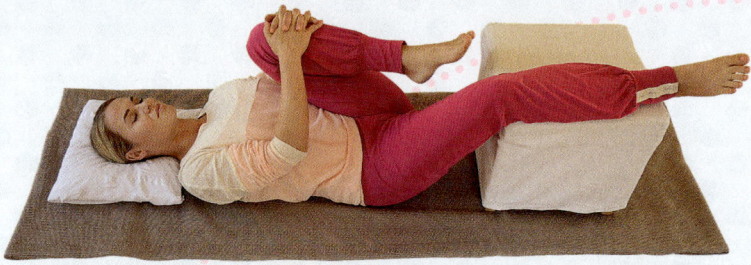

2 Dynamische Übungen aus der entspannten Rückenlage

1 Entspannung in Rückenlage

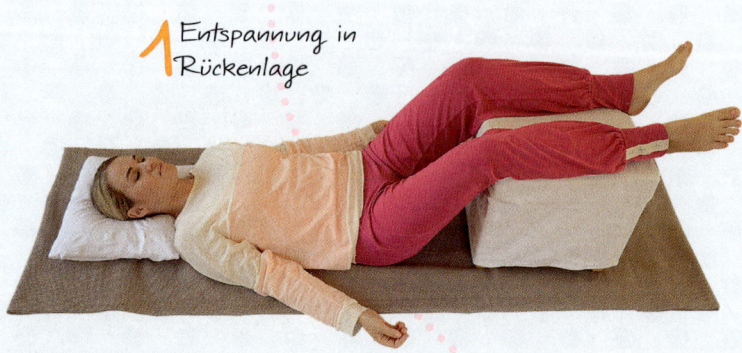

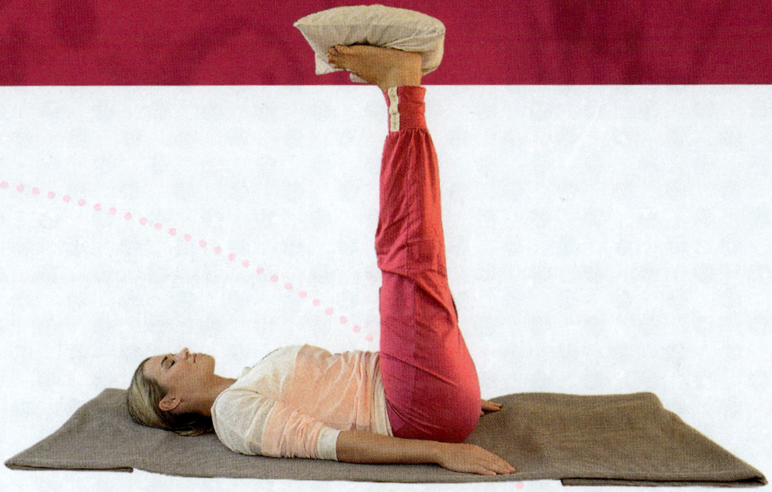

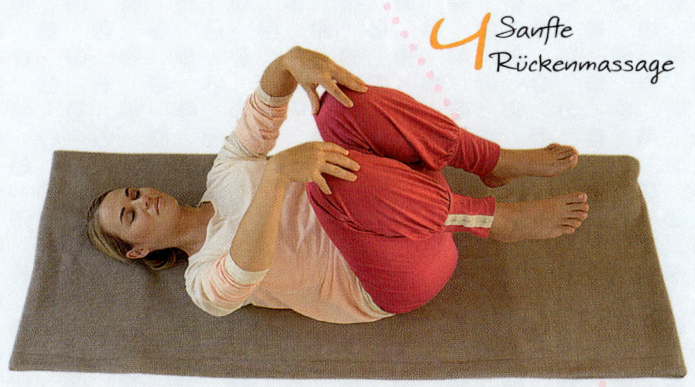

3 Gewichtstemmer

4 Sanfte Rückenmassage

Übungsfolge bei akuten Schmerzen

Die Übungsfolge bei akuten Schmerzen eignet sich in jedem Fall, wenn sich Ihr Rücken auf eine unangenehme Art durch Rückenschmerzen und/oder Verspannungen bemerkbar macht. Sie können die Übungen schon morgens im Bett praktizieren. Auch eignen sie sich für die Pausen am Arbeitsplatz oder nach einer rückenbelastenden Tätigkeit (z. B. Gartenarbeit, Einkauf, Kinder tragen). Natürlich können Sie auch abends üben – nach der Arbeit oder vor dem Schlafengehen, im letzteren Fall sogar im Bett (die Matratze sollte allerdings nicht zu weich sein).

Achtsamkeit. Im Yoga ist Achtsamkeit ein zentraler Begriff. In Bezug auf unseren Rücken kann uns die yogische Achtsamkeit enorm viel bringen. Lenken Sie Ihre Achtsamkeit während des Übens immer auf den Atem und/oder auf den betreffenden Bereich – und zwar im positiven Sinne: üben Sie sich in Dankbarkeit und motivieren Sie sich mit Lob und Anerkennung.

Entspannung in Rückenlage

Es sind nur 20 Minuten in dieser Lage nötig, damit sich Ihre Bandscheiben wieder regenerieren.

Wirkung. Diese Übung entspannt den gesamten Rücken. Durch die angewinkelten Beine und das angezogene Kinn entsteht eine leichte Dehnung im Rücken. Diese ruft ein Vakuum hervor, das den Blutfluss im Wirbelsäulenbereich, speziell im Lendenwirbel- und Nackenbereich, aktiviert. Das fördert die Schlackenentfernung und nährt die Zellen.

Praxis

1. Begeben Sie sich in die Rückenlage und legen Sie Ihre Unterschenkel auf einem Stuhl oder einem Hocker ab. Ziehen Sie das Kinn in Richtung Kehle, legen Sie die Hände entweder auf den Bauch oder auch entspannt neben dem Körper ab. Wenn Sie die Übung morgens oder abends im Bett ausführen möchten, legen Sie sich eine dick zusammengerollte Wolldecke oder ein Badetuch unter die Kniekehlen.

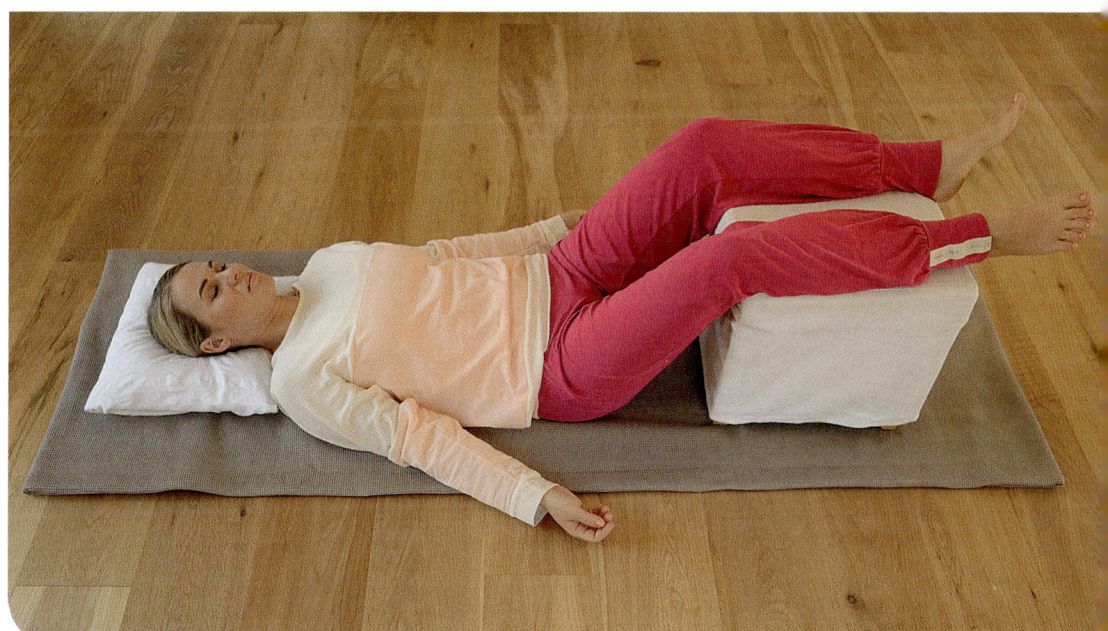

2. Schließen Sie die Augen und atmen Sie nun tief in den Bauch ein. Versuchen Sie dabei, jede Spannung zu lösen.
3. Mit dem Ausatmen ziehen Sie den Bauch ein, sodass die Lendenwirbelsäule auf die Unterlage gedrückt wird.
4. Wiederholen Sie diese Atmungsweise einige Minuten lang. Dabei soll ein angenehmer Wechsel zwischen Anspannen und Entspannen entstehen.

VARIANTEN

Sie können die folgenden Varianten im Wechsel durchführen und jeweils für einige Minuten verweilen.

🔶 **Variante A:** Legen Sie Ihre Hände flach unter den Rücken auf Höhe des Lendenwirbelbereichs. Das entspannt den unteren Rücken, fördert den Durchfluss in den Rückenmeridianen und Nadis und befreit die Nerven von zu viel Druck und Zug.

🔶 **Variante B:** Rücken-Mudra zum Lösen von Verspannungen. Legen Sie dabei

Optimal. Achten Sie darauf, dass Ihre Unterlage warm und flauschig ist und der Stuhl nahe am Gesäß steht. Der Nacken muss lang gezogen sein, das Kinn sollte unbedingt zur Kehle zeigen. Wenn Ihnen das nicht ganz gelingt, legen Sie sich ein Kissen unter den Kopf.

die Fingerspitzen von Daumen und Zeigefinger der rechten Hand sowie von Daumen, Mittelfinger und kleinem Finger der linken Hand aneinander.

🔶 **Variante C:** Ellenbogen fassen und Arme über Kopf bringen. Fassen Sie Ihre Ellenbogen und legen Sie die Arme über dem Kopf ab. Das entspannt die Muskulatur im oberen Rücken und vergrößert das Atemvolumen. Diese Stellung tut aber auch gut, wenn Sie dabei nichts tun und den Atem einfach fließen lassen.

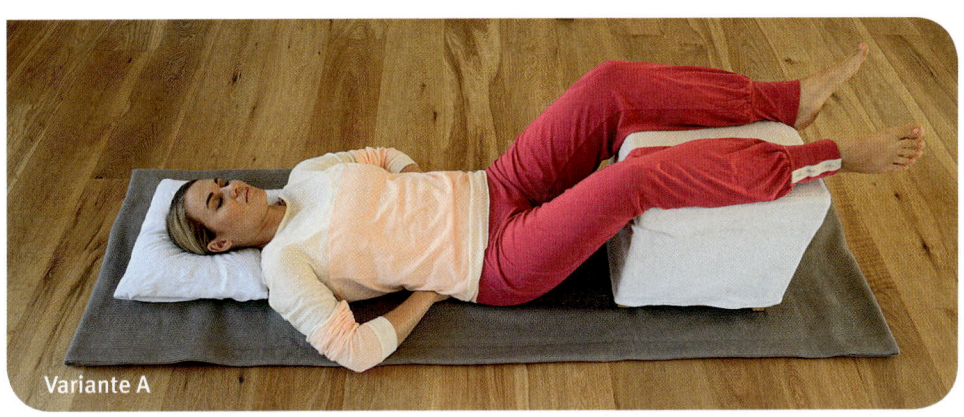

Variante A

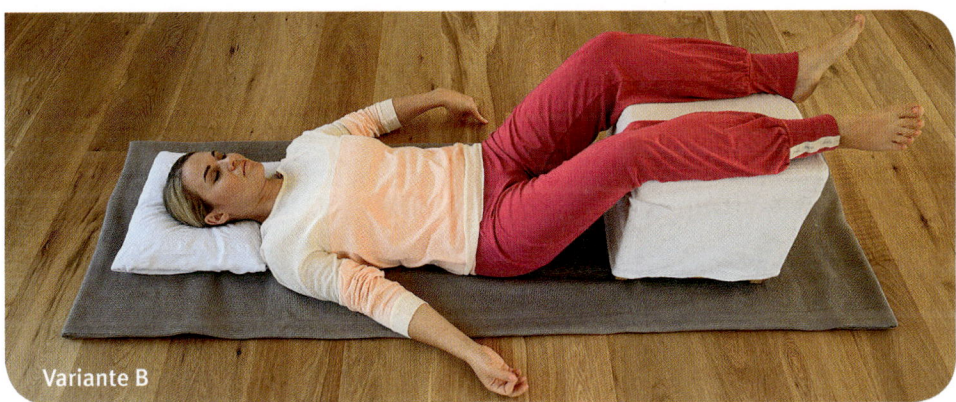

Variante B

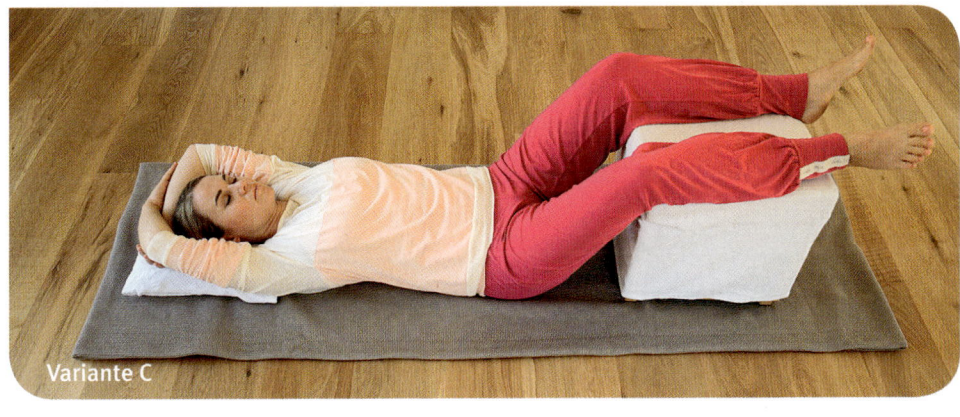

Variante C

Dynamische Übungen aus der entspannten Rückenlage

Nicht nur eine entspannte Ruhehaltung, sondern auch kleine dynamische Bewegungen wirken lindernd in den schmerzenden Bereich hinein.

Wirkung. Es werden Verspannungen gelöst und die Durchblutung sowie der Durchfluss in den Lymph-, Nerven- und Energiebahnen angeregt.

Die Varianten 1 bis 3 wirken mehr im unteren Rücken, Varianten 4 bis 6 mehr im oberen Rücken, bei der letzten Variante werden alle drei Bereiche des Rückens gestärkt, gelockert und gedehnt.

Optimal. Bleiben Sie während des Übens möglichst locker. Der Wechsel zwischen Anspannen und Entspannen löst auch die hartnäckigsten Verspannungen. Die wohltuende und entspannende Wirkung bei den Übungen 4 bis 6 können Sie optimieren, indem Sie sich ein Kissen unter den mittleren Rücken schieben.

Praxis

● **Übung 1** Die Unterschenkel liegen auf einem Stuhl oder Hocker. Atmen Sie ein. Beim Ausatmen umfassen Sie mit beiden Händen ein Knie und ziehen es zur Brust (Bild 1). Beim nächsten Einatmen legen Sie das Bein wieder auf dem Stuhl ab. Führen Sie 3 bis 5 Wiederholungen pro Seite aus.

● **Übung 2** Atmen Sie ein. Beim Ausatmen ziehen Sie mit den Händen beide Knie zur Brust, legen das eine Bein wieder ab und strecken das andere zur Seite. Mit dem nächsten Einatmen ziehen Sie beide Beine wieder zur Brust und legen sie wieder auf dem Stuhl ab. Führen Sie 3 bis 5 Wiederholungen pro Seite im Wechsel aus.

● **Übung 3** Mit den Händen beide Beine geschlossen an die Brust ziehen. Atmen Sie ein und spreizen Sie dabei beide Beine zur Seite ab (Bild 3). Mit dem Ausatmen legen Sie die Beine wieder auf dem Stuhl ab. Wiederholen Sie die Übung 3- bis 5-mal.

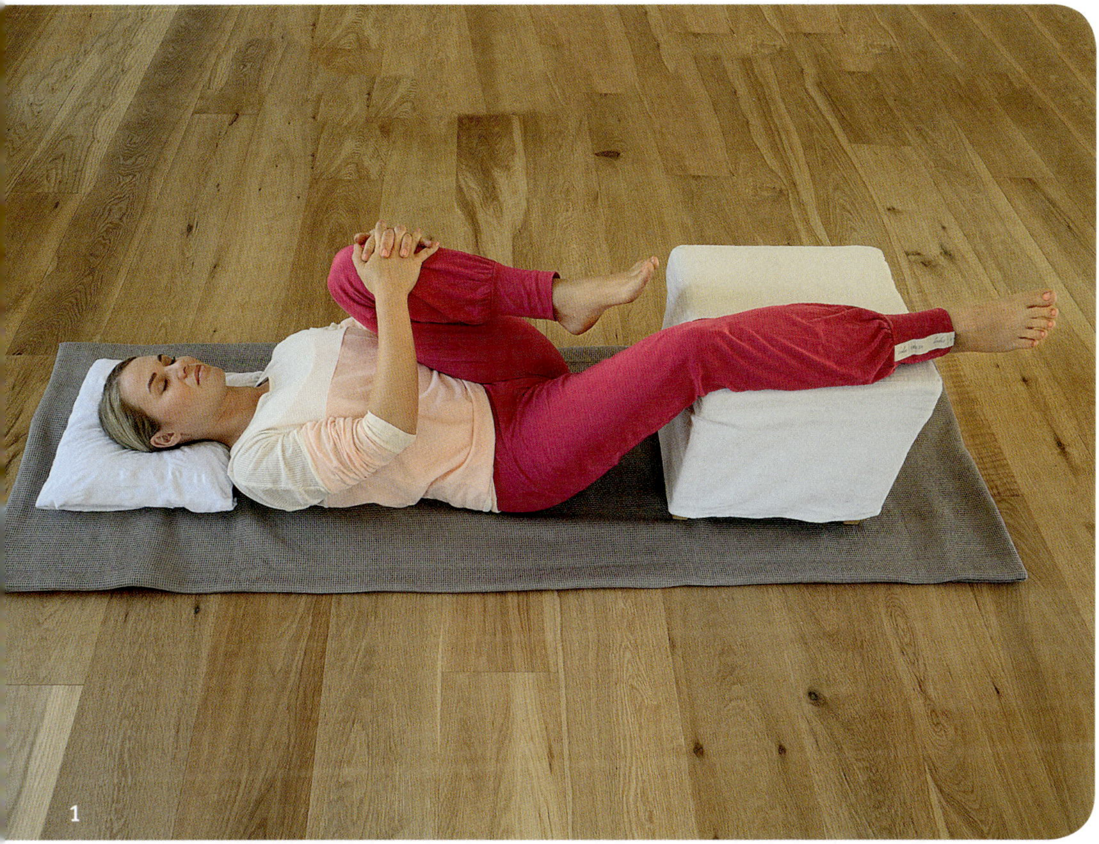

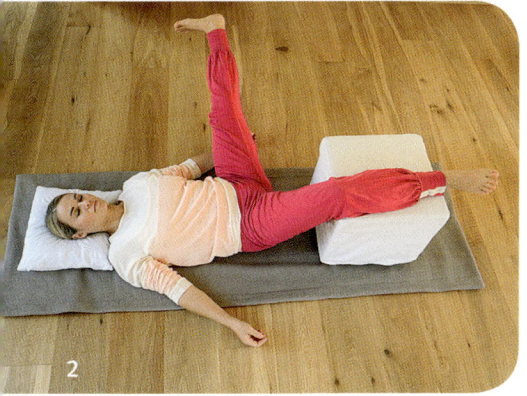

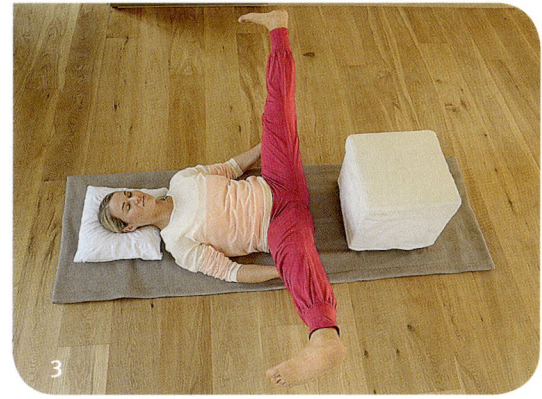

◆ **Übung 4** Mit dem Einatmen strecken Sie einen Arm über den Kopf (Bild 4), mit dem Ausatmen legen Sie ihn wieder ab. Führen Sie 3 bis 5 Wiederholungen pro Seite im Wechsel aus.

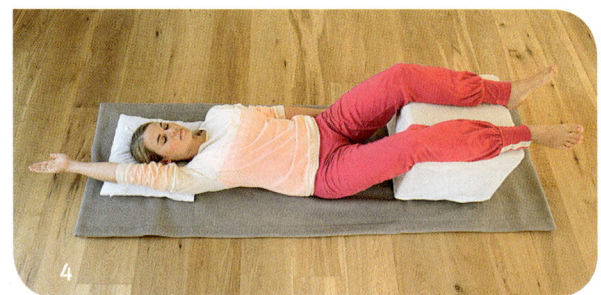

◆ **Übung 5** Umfassen Sie Ihre Unterarme oder sogar die Ellenbogen, wenn möglich. Atmen Sie ein. Mit dem Ausatmen bringen Sie die Arme zur Seite und drehen den Kopf sanft zur Gegenseite (Bild 5). Mit dem nächsten Einatmen bringen Sie Arme und Kopf wieder in die Mitte zurück. Führen Sie 3 bis 5 Wiederholungen pro Seite im Wechsel aus.

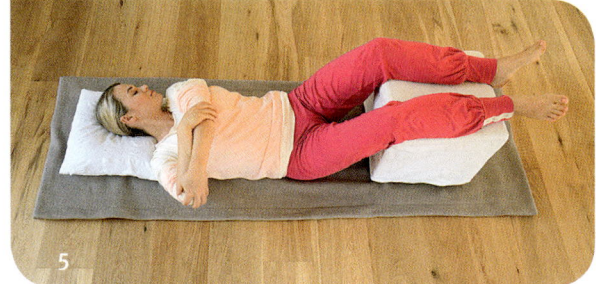

◆ **Übung 6** Mit dem Einatmen führen Sie die Arme über den Kopf und legen sie kurz ab. Mit dem nächsten Ausatmen lösen Sie die Arme und führen sie über die Seiten wieder zurück. Wiederholen Sie die Bewegung 3- bis 5-mal.

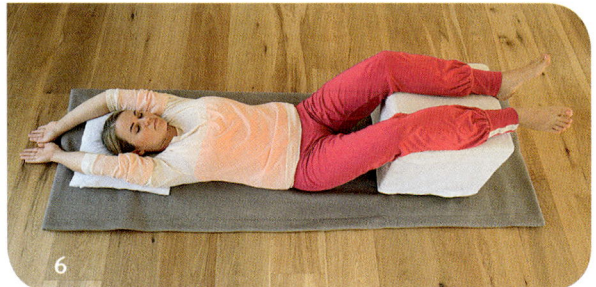

◆ Übung 7

1. **Kugel.** Umfassen Sie mit beiden Händen die Knie und ziehen Sie sie mit dem Ausatmen zur Brust. Heben Sie dabei Kopf und Schultern an und ziehen Sie das Kinn ein (Bild 7.1).

2. **Brücke.** Mit dem Einatmen legen Sie Kopf und Schultern ab, stellen die Füße auf den Boden, führen die Arme nach hinten und heben das Becken an (Bild 7.2).

3. **Kugel.** Knie und Kinn anziehen: Mit dem nächsten Ausatmen kommen Sie wieder in die Kugel (Bild 7.1).

4. **Bär.** Atmen Sie ein, legen Sie den Kopf ab und strecken Sie Arme und Beine locker zur Decke (Bild 7.3). Sie können dabei Arme und Beine sanft schütteln.

5. **Kugel.** Mit dem Ausatmen kommen Sie wieder in die Kugel zurück (Bild 7.4).

6. Wiederholen Sie den Bewegungsablauf 3- bis 5-mal. Legen Sie anschließend die Beine wieder auf dem Stuhl ab und bleiben Sie für einige Minuten entspannt liegen.

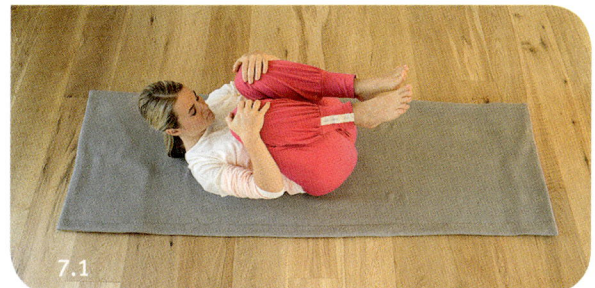

7.1

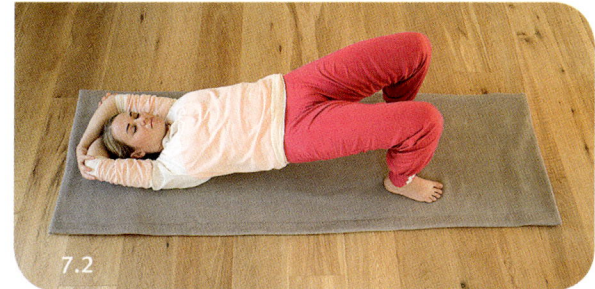

7.2

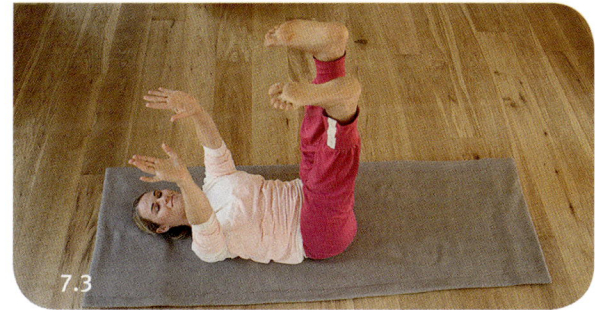

7.3

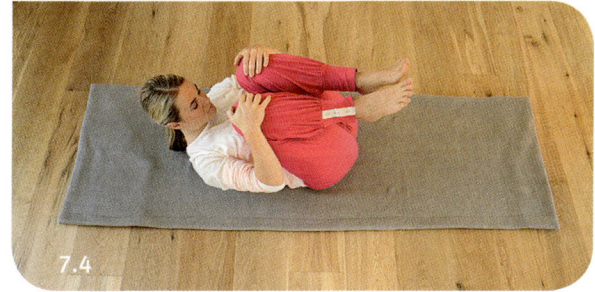

7.4

Gewichtstemmer

Spielen Sie mit dem Gewicht auf Ihren Fußsohlen! Spüren Sie dabei in den Lendenwirbelbereich und Bauch hinein.

Wirkung. Diese Übung massiert, kräftigt, löst, dehnt und öffnet den Lendenwirbelbereich und stärkt zugleich die Bauchmuskulatur. Dies geschieht einerseits durch das Gewicht des Gegenstandes auf den Fußsohlen, andererseits durch die zu haltende Balance.

Praxis

1. Wählen Sie einen Gegenstand aus, zum Beispiel ein Buch oder ein Kissen. Nehmen Sie anfangs einen nicht allzu schweren Gegenstand, bis Sie sich an die Balance gewöhnt haben. Kommen Sie in die Rückenlage, platzieren Sie den Gegenstand auf Ihren Fußsohlen und strecken Sie dann die Beine nach oben. Legen Sie die Arme entweder seitlich am Körper ab (Bild I) oder mit umfassten Unterarmen über dem Kopf.
2. Ziehen Sie das Kinn an. Versuchen Sie nun, den Gegenstand auf Ihren Fußsohlen für einige Minuten zu balancieren, indem Sie entweder in der Stellung verharren oder die Beine beugen und strecken, entweder zusammen oder im Wechsel (Bild II).

Optimal. Integrieren Sie die Atmung: Ziehen Sie nach jedem Ausatmen die Bauchdecke kräftig ein und pressen Sie dabei Ihren Rücken fest in die Unterlage. Mit dem Einatmen lösen Sie die Spannung wieder. Es genügt, wenn Sie das Anspannen und Loslassen bei jedem dritten Atemzug durchführen.

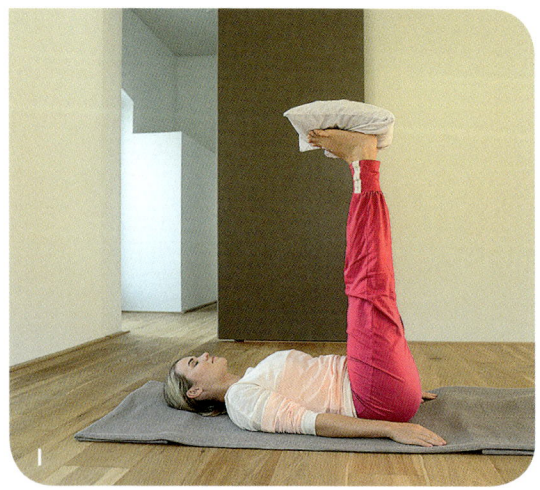

I

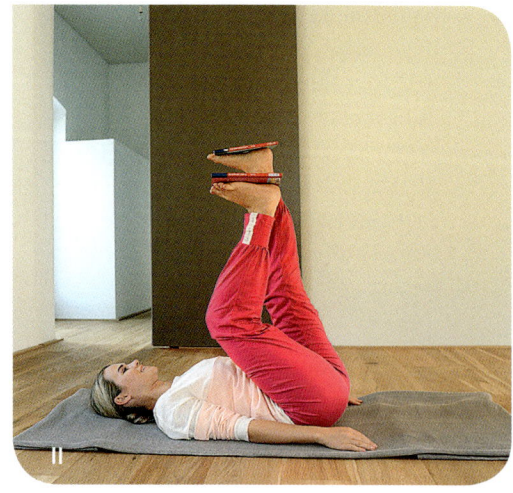

II

Sanfte Rückenmassage

Eine kleine Übung mit großer Wirkung und eine der besten gegen Rückenschmerzen!

Wirkung. Durch die fließende und rhythmische Bewegung der Beine werden Verspannungen, besonders im Lendenwirbelbereich, gelöst. Dieser Effekt breitet sich wellenförmig von hier über den mittleren Rücken bis zum Nacken aus. Des Weiteren werden die Nieren gedehnt und gepresst und dadurch die Durchblutung angeregt, was wiederum die Energie in den Nieren steigert.

Praxis

1. Kommen Sie in die Rückenlage. Fassen Sie mit den Händen die Knie und ziehen Sie die Beine zur Brust (Bild I). Das Kinn ist leicht angezogen, damit der Nacken gedehnt wird.

2. Mit dem Einatmen öffnen Sie locker die Knie. Lassen Sie die Hände die ganze Zeit auf den Knien.
3. Halten Sie für einen Moment den Atem an und führen Sie die Beine ein Stück nach vorn (Bild II). Der gesamte Rücken bleibt dabei fest auf dem Boden.
4. Mit dem Ausatmen schließen Sie die Beine und ziehen diese wieder kräftig zur Brust (Bild I). Führen Sie 3 bis 5 Wiederholungen aus.

Optimal. Spüren Sie während des Bewegungsablaufs den Wechsel von der Entspannung zur Anspannung und umgekehrt: wenn die Beine locker geöffnet und dann geschlossen kräftig zur Brust gezogen werden.

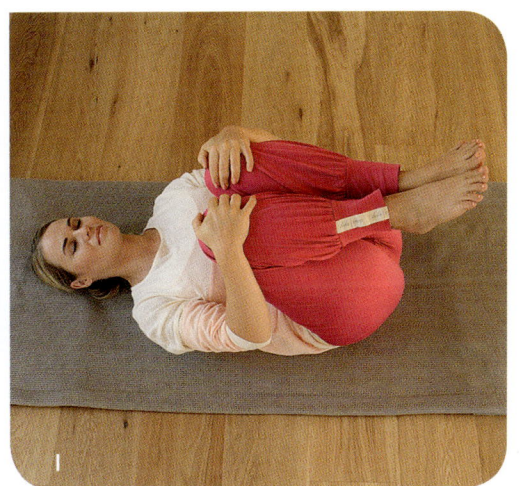

I

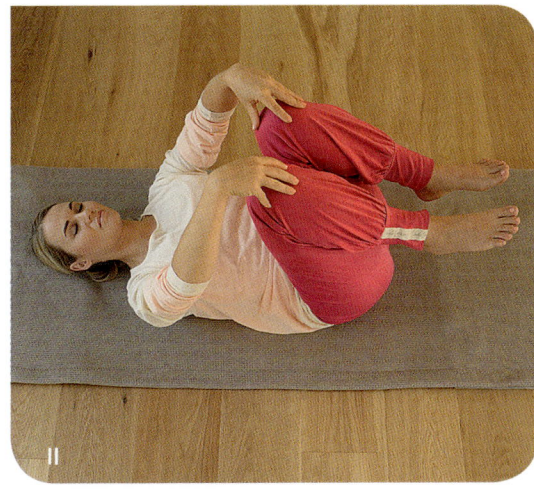

II

Übungsfolge für den unteren Rücken

Der Schwerpunkt liegt hier auf der Stärkung der Muskulatur und Bänder, denn verkürzte Muskeln, schwache Bänder und Verspannungen können oft Schmerzen im unteren Rücken verursachen.

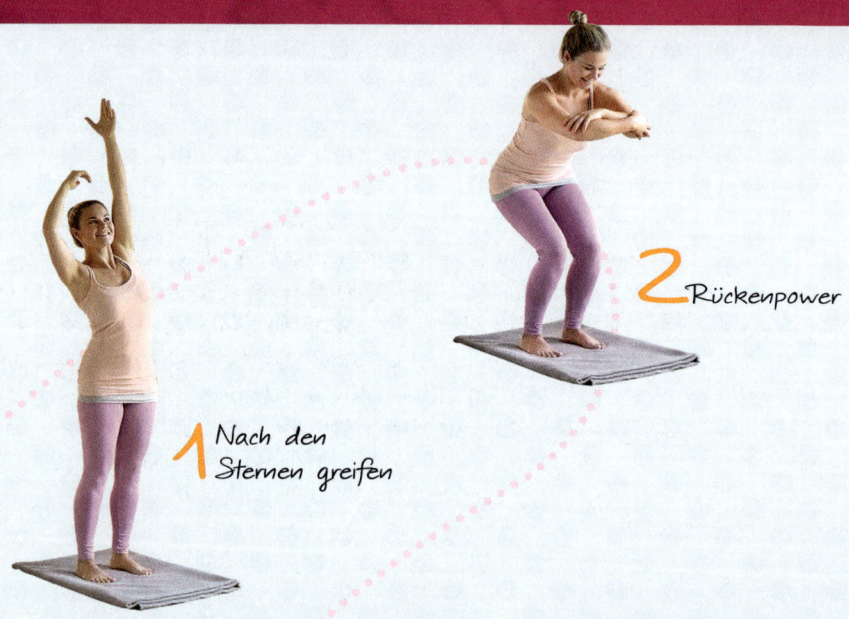

1 Nach den Sternen greifen

2 Rückenpower

3 Vorbeuge im Stand

4 Katze

6 Heuschrecke

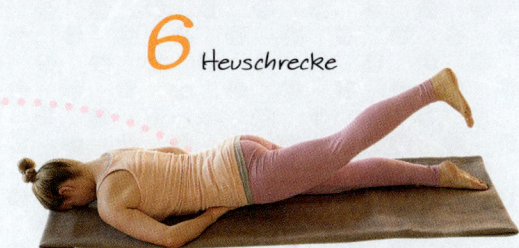

5 Katzenbuckel–
Pferderücken

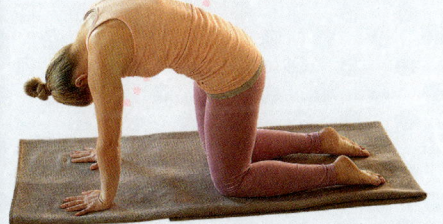

7 Kobra

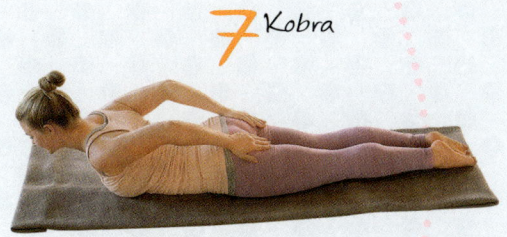

8 Entspannung im
gerollten Blatt

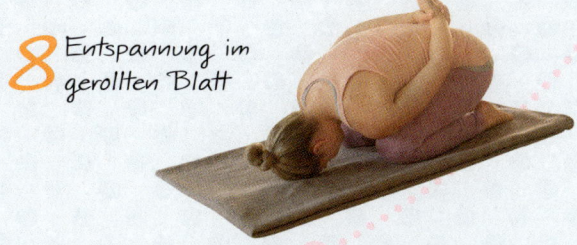

Übungsfolge für den unteren Rücken

Stärken Sie Muskeln und Bänder im unteren Rücken. Durch regelmäßiges Üben verschwinden nicht nur Ihre Schmerzen, Sie beugen auch der altersbedingten Abnutzung der Wirbel vor.

In der Übungsfolge für den unteren Rücken liegt der Schwerpunkt auf der Stärkung der Muskulatur und Bänder. Schwache Bänder, verkürzte Muskeln und Verspannungen sind oftmals die Ursachen für Schmerzen im unteren Rücken.

Bei den meisten Menschen zeichnen sich im Erwachsenenalter beim vierten, fünften und sechsten Wirbel Abnutzungen ab. Darum ist es so wichtig, dass nach jeder Kräftigungsübung in den so genannten Ausgleichshaltungen der untere Rücken lang gezogen bzw. gedehnt wird. Dadurch entsteht ein Vakuum, was zur Folge hat, dass das nährende Blut in diesen Bereich gesogen wird und Schlacken beim Rückfluss abtransportiert werden.

Wenn Sie diese Übungsfolge einige Tage lang üben, werden Sie bald eine Linderung der Schmerzen erfahren; und wenn Sie dranbleiben, werden Sie in absehbarer Zeit schmerzfrei sein. Sie werden sich rundum besser fühlen und wieder Lust auf kleine wie auch größere Abenteuer haben.

Zu den Mantras in dieser Folge (Näheres in Kapitel „Mantras" auf Seite 146): Der untere Rücken steht für Wille, Stabilität, Potenz und Vertrauen – Vertrauen in die eigene Kraft und Macht. Bei Rückenbeschwerden kommen einem diese Charakterzüge schnell abhanden. Die Mantras wirken dem entgegen – sie werden laut oder still rezitiert, die innere Haltung ist dabei klar, bestimmt und nachdrücklich.

Nach den Sternen greifen

Diese Übung wärmt auf, macht locker und dehnt Ihren Körper. Gönnen Sie sich zuerst im lockeren Stand einen Moment der Erdung.

Praxis

1. Stellen Sie sich aufrecht hin, die Füße sind hüftbreit geöffnet, die Arme hängen locker herab. Spüren Sie den Boden unter Ihren Füßen und verlagern Sie nun das Gewicht im Wechsel von den Fersen auf die Fußballen. Stellen Sie sich vor, wie beim Ausatmen Spannungen und verbrauchte Energie durch die Fußsohlen in die Erde strömen. Verweilen Sie für einige Atemzüge in dieser Stellung.
2. Strecken Sie nun die Arme nach oben. Mit dem Einatmen recken Sie einen Arm kräftig nach oben (Bild rechts), bis Sie eine angenehme, lösende Dehnung in der entsprechenden Seite spüren.
3. Mit dem Ausatmen lösen Sie die Spannung und wiederholen die Dehnung einatmend auf der anderen Seite.
4. Strecken Sie jetzt Ihre rechte und linke Seite in lockerer Folge im Wechsel und schwenken Sie dabei vielleicht sogar Ihr Gesäß hin und her. Dadurch entsteht gleichzeitig eine lockernde und massierende Bewegung im ganzen Rücken.
5. Senken Sie dann die Arme und spüren Sie den Bewegungen noch für ein paar Atemzüge im lockeren Stand nach.

Optimal. Lächeln Sie bei der Vorstellung, Sie würden beim Recken und Strecken nach den Sternen greifen, als Symbol für das Gute. Das verstärkt Ihre Freude beim Nach-oben-Greifen.

Ich richte mich immer nach dem Guten aus.

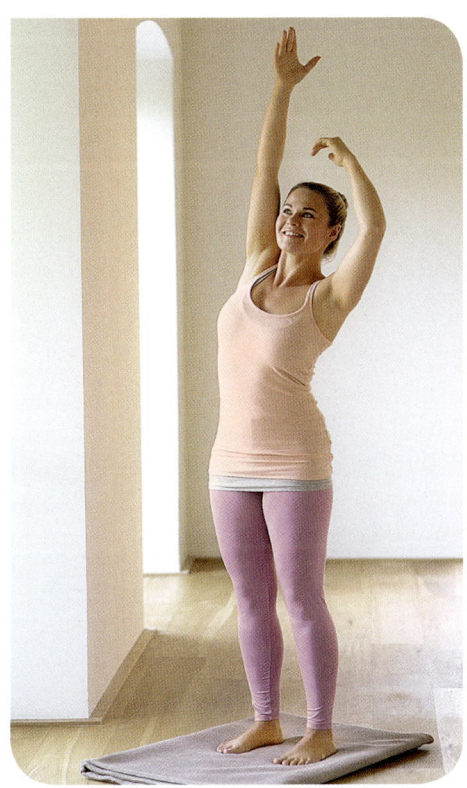

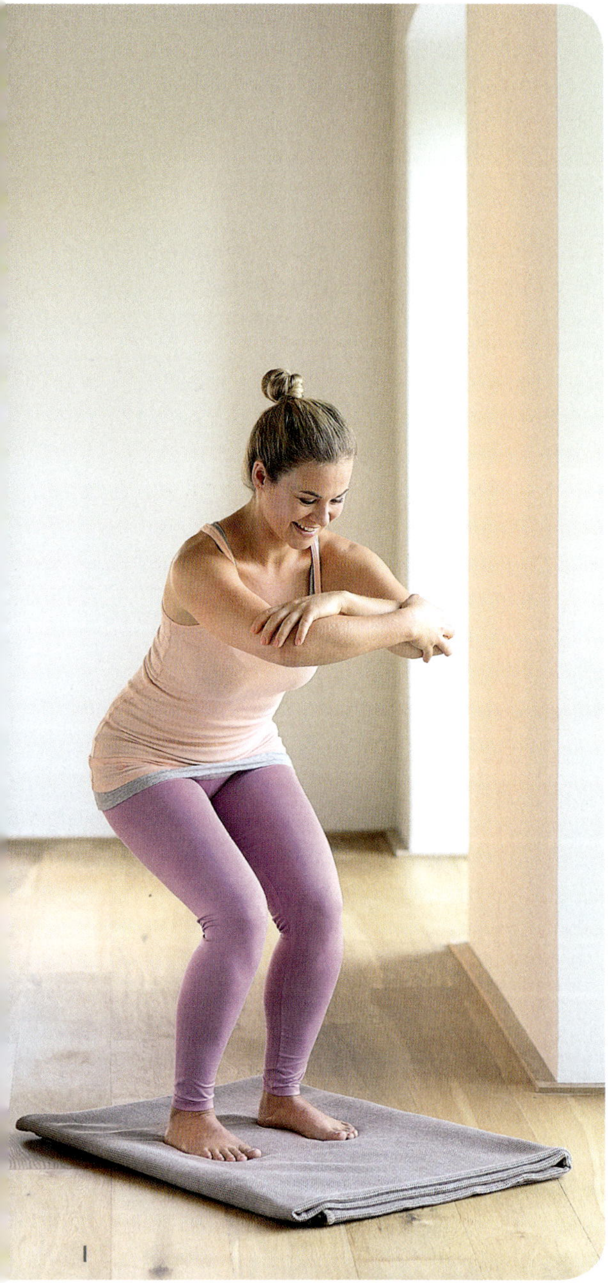

I

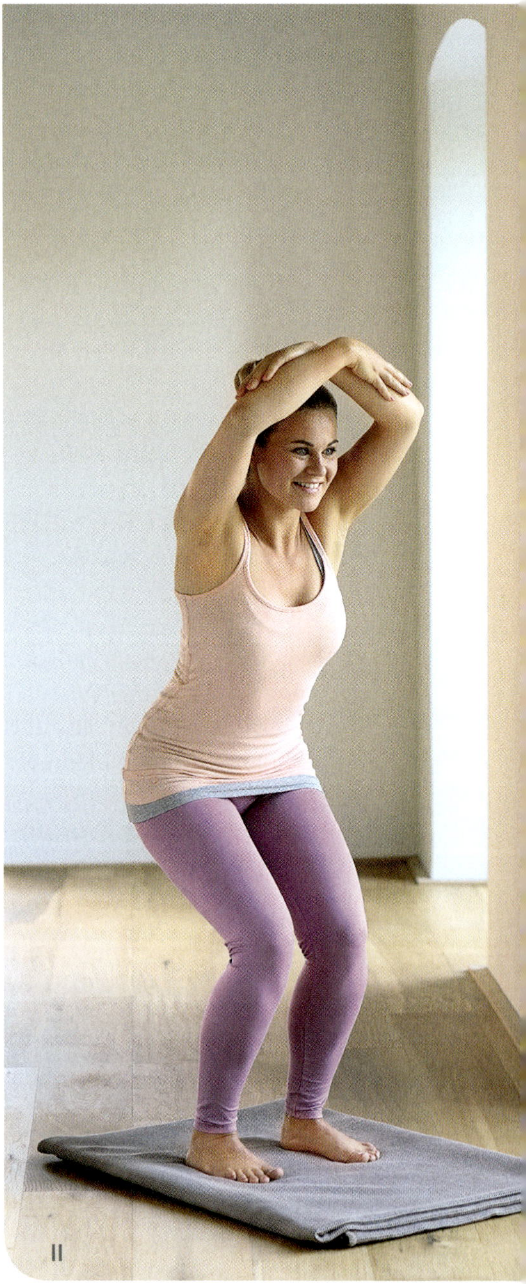

II

Rückenpower

Eine der besten rückenstärkenden Übungen überhaupt.
Spüren Sie die Kraft Ihres Rückens!

Praxis

1. Nehmen Sie einen lockeren Stand mit hüftbreit geöffneten Füßen ein.
2. Fassen Sie die Ellenbogen, beugen Sie die Knie und schieben Sie das Gesäß nach hinten (Bild I).
3. Atmen Sie ein. Führen Sie nun die Arme nach oben über den Kopf (Bild II), bis sie die Ohren berühren.
4. Mit dem Ausatmen senken Sie die Arme ab, bleiben aber in der Stellung.
5. Mit dem nächsten Einatmen bringen Sie die Arme wieder nach oben.
6. Führen Sie die Bewegung 3-mal aus und verweilen Sie anschließend bis zu 8 Atemzüge in der Stellung mit erhobenen Armen.

Optimal. Halten Sie in dieser Stellung den Kopf angehoben und den Blick nach vorn gerichtet.

Ich vertraue meiner inneren Stabilität.

Vorbeuge im Stand

Eine wohltuende Haltung für den Rücken, denn Sie bleiben dabei ganz entspannt. Diese Übung löst Verspannungen, vor allem im unteren Rücken, und lockert alle drei Bereiche des Rückens.

Praxis

Kommen Sie aus dem Rückenpower (siehe S. 37) in die Vorbeuge, indem Sie die Knie beugen und den Oberkörper nach vorn absenken. Kopf und Arme hängen locker herab. Legen Sie die Hände vor den Füßen auf dem Boden ab, falls möglich (Bild rechts). Spüren Sie das Lösen im Kreuzbereich.

Optimal. Legen Sie Ihre Brust auf den Oberschenkeln ab, sodass Ihr Oberkörper auf den Beinen ruht. Wenn es Ihnen schwerfällt, legen Sie sich ein Polster auf die Oberschenkel, zum Beispiel ein Kissen oder eine gerollte Decke.

Die zuverlässigste Stütze bin ich mir selbst.

◆ **Variante A:** Heben Sie in dieser Stellung mit dem Einatmen den Kopf und die Arme an. Mit dem Ausatmen senken Sie Kopf und Arme wieder ab.

◆ **Variante B:** Affengang! Gehen Sie einige Schritte nach vorn und wieder zurück. Oberkörper, Kopf und Arme bleiben locker hängen.

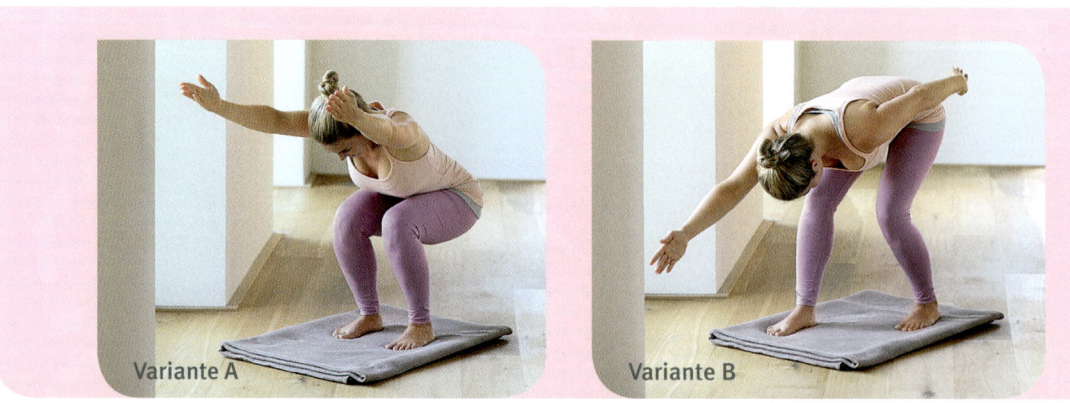

Variante A   Variante B

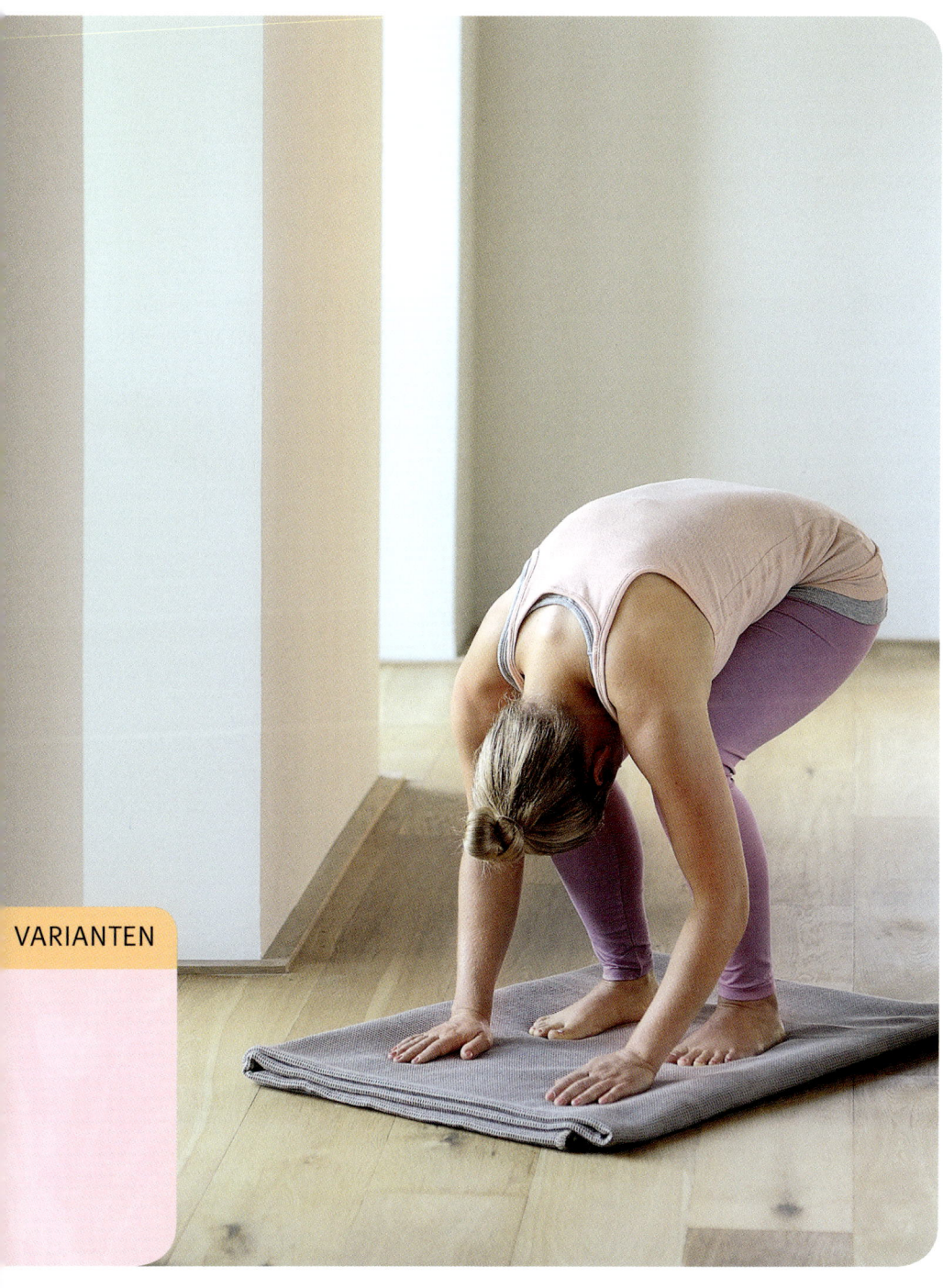

VARIANTEN

Katze

In der Katze und ihren Varianten werden Muskeln gestärkt, die im Alltag eher selten eingesetzt werden und daher oft eine gewisse Schwäche aufweisen. Die Katze dehnt, stärkt, mobilisiert und massiert die gesamte Rückenmuskulatur.

Praxis

1. Kommen Sie in den Vierfüßlerstand. Falls möglich, stützen Sie sich auf die Unterarme.
2. Beim Einatmen heben Sie das rechte Bein und den linken Arm und strecken sich in die Diagonale (Bild I).
3. Beim Ausatmen bringen Sie den linken Ellenbogen und das rechte Knie zusammen (Bild II) und stellen danach Bein und Arm wieder auf dem Boden ab.
4. 4- bis 6-mal im Wechsel wiederholen.

Optimal. Bauchdecke leicht angezogen halten, damit kein Hohlkreuz entsteht.

Ich konzentriere mich auf das, was mir Freude bringt.

Statt auf den Unterarmen können Sie sich auch auf den Händen abstützen. Manchen Übenden fällt dies leichter.

◆ **Variante A:** Strecken Sie das rechte Bein zur rechten Seite und den linken Arm zur linken Seite. Danach im Wechsel wiederholen.

◆ **Variante B:** Arm und Bein zur gleichen Seite strecken. Danach den Oberkörper drehen, sodass der Arm am Ende nach oben gestreckt wird.

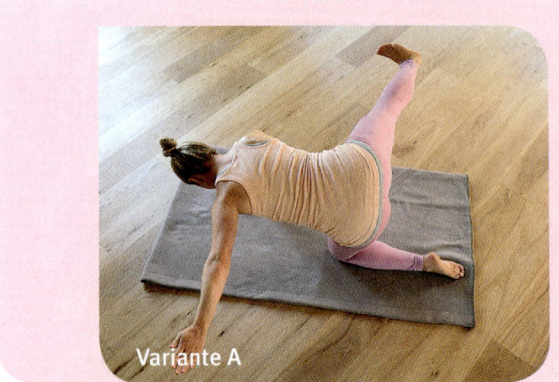

Variante A

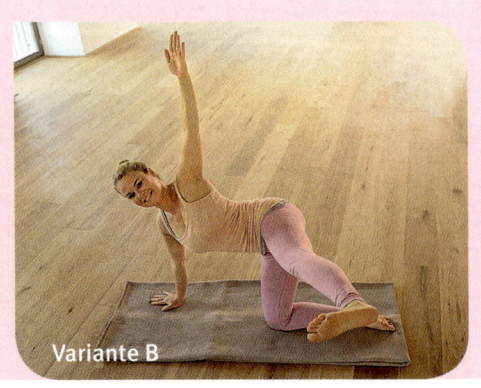

Variante B

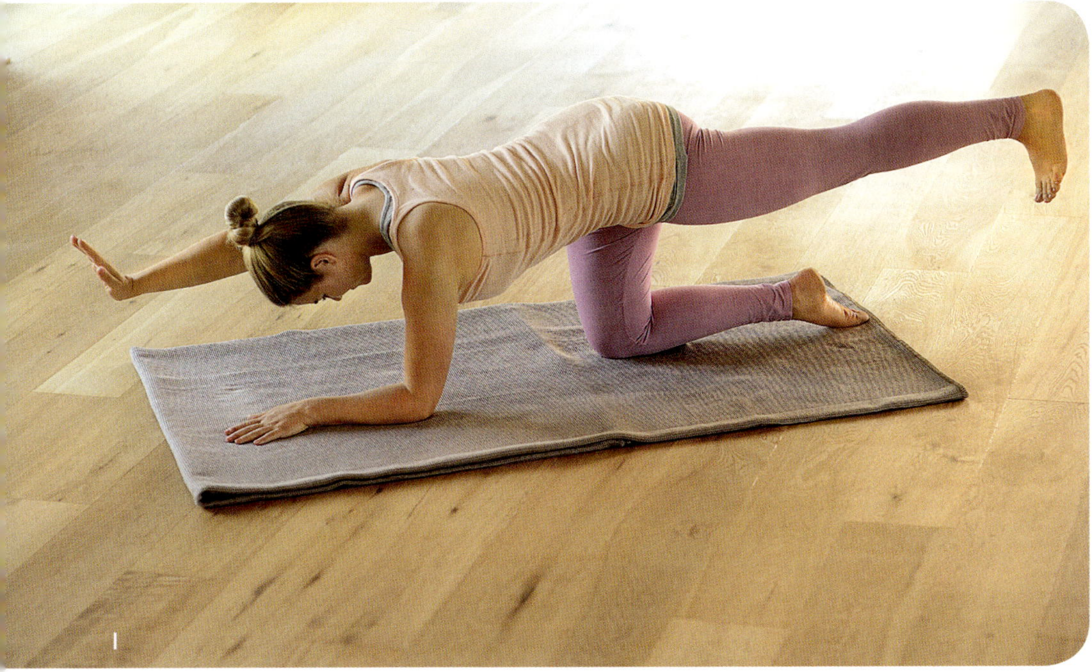

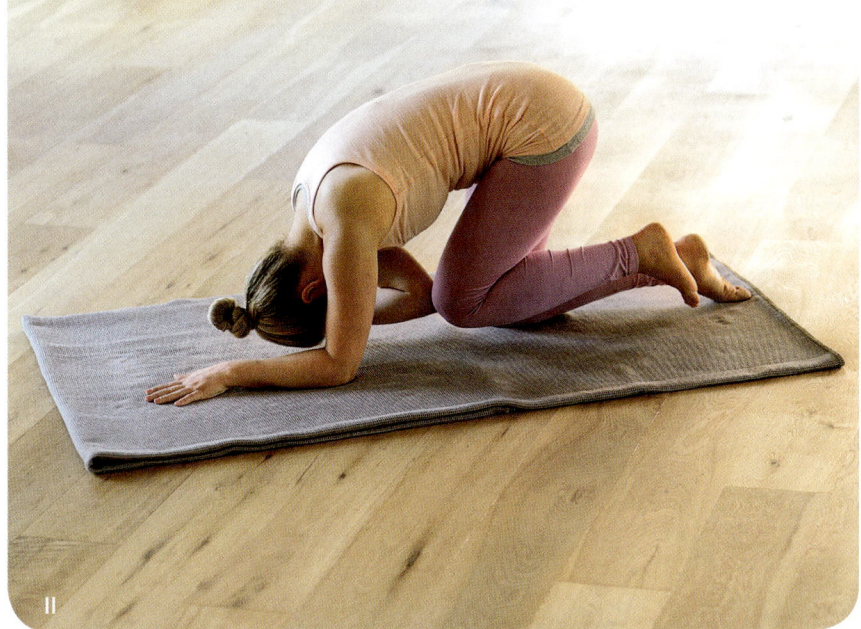

VARIANTEN

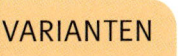

II

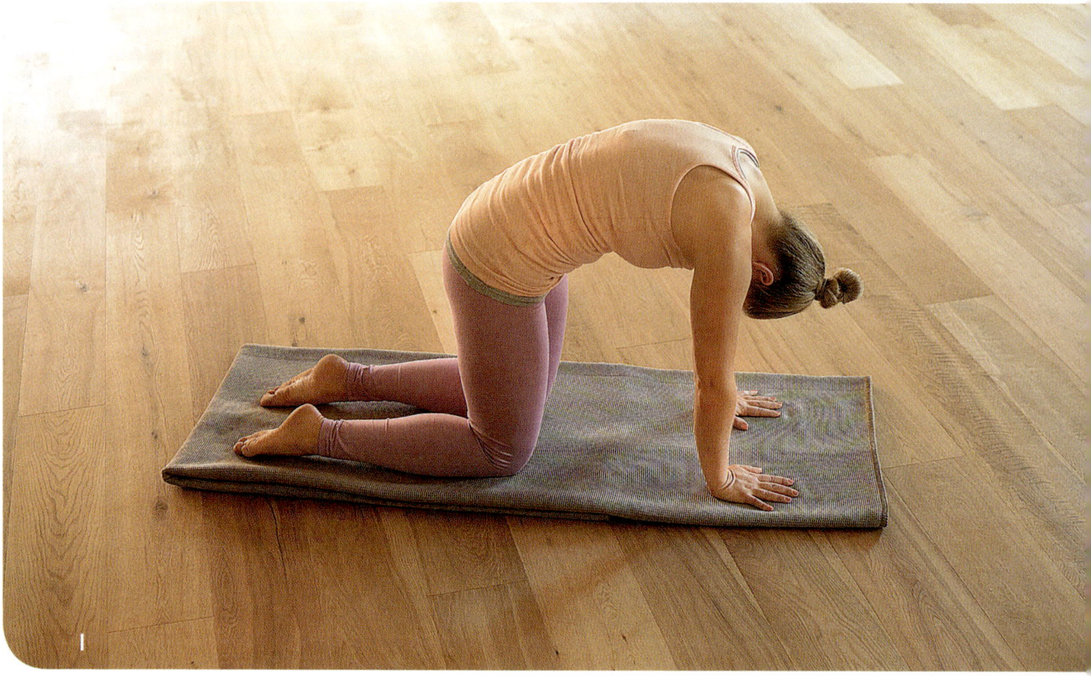

I

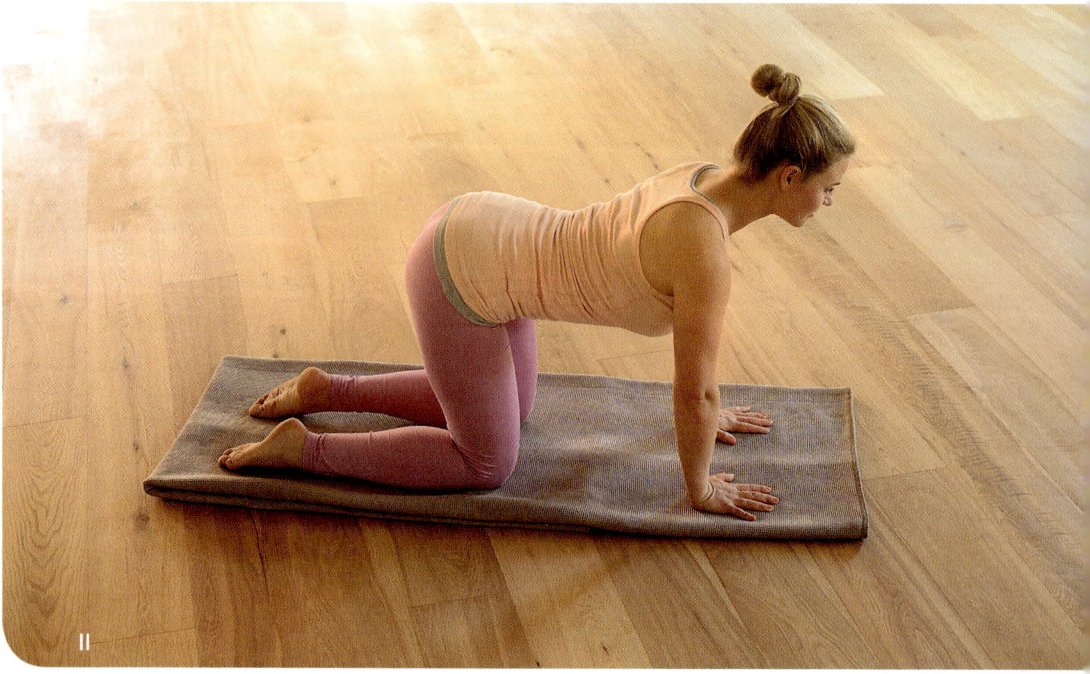

II

Katzenbuckel – Pferderücken

Löst Verspannungen in der tieferen Muskulatur des Lenden-wirbelbereiches.

Praxis

1. Gehen Sie in den Vierfüßlerstand, die Handgelenke sind unter den Schultergelenken, die Knie unter den Hüften platziert.
2. Atmen Sie aus, ziehen Sie währenddessen das Kinn in Richtung Brust und Bauchdecke und Steißbein kräftig ein, sodass Ihr Rücken ganz rund wird. Machen Sie einen Katzenbuckel (Bild I).
3. Mit dem Einatmen lösen Sie die Spannung und kommen in den sogenannten Pferderücken, indem Sie den Rücken ohne jeglichen Druck hängen lassen. Ihr Blick ist dabei nach vorn gerichtet (Bild II).

4. Wiederholen Sie Katzenbuckel und Pferdrücken insgesamt 6- bis 12-mal.

Optimal. Lassen Sie sich für die Entspannung während der Einatmung ausreichend Zeit.

Variante. Sie können bei dieser Übung die Atmung auch in umgekehrter Weise anwenden: Ziehen Sie während der Einatmung die Bauchdecke ein, während der Ausatmung kommen Sie in den entspannten Pferderücken.

Ruhig und gelassen nehme ich die Herausforderungen des Alltags an.

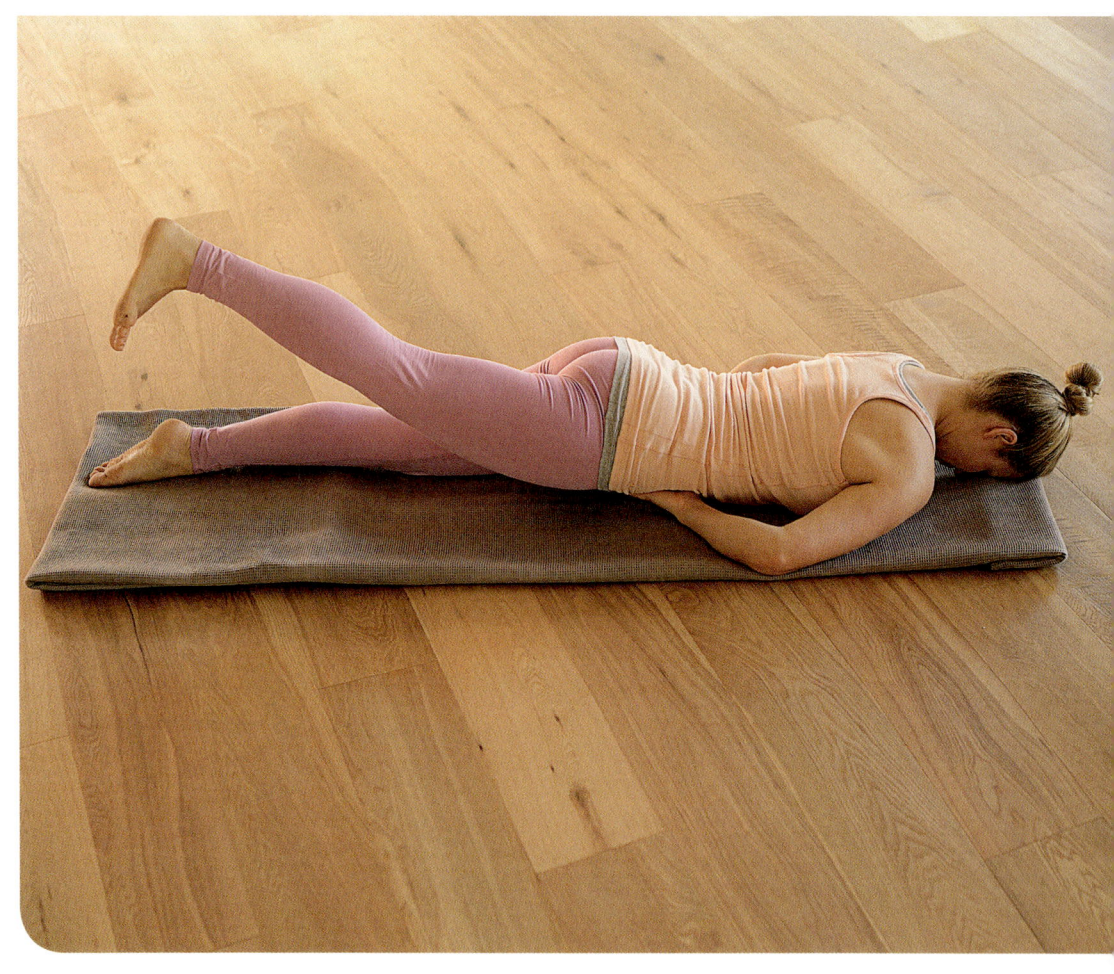

VARIANTE

Heuschrecke

Stärkt den Lendenwirbelbereich, das Gesäß und die Oberschenkel-rückseite. Durch die Positionierung der Fäuste wird Druck auf den Vagusnerv ausgeübt, dem größten Nerv des vegetativen Nerven-systems, der maßgeblich für die Organtätigkeit zuständig ist.

Praxis

1. Legen Sie sich auf den Bauch, die Stirn auf die Matte. Legen Sie die Hände unter die Bauchdecke und ziehen Sie den Nabel ein bisschen Richtung Brustbein (damit beugen Sie einem Hohlkreuz vor). Legen Sie dann die Hände – oder Fäuste, falls möglich – unter die Leisten.
2. Einatmen: Heben Sie ein Bein, ziehen Sie die Zehen Richtung Körper. Stellung kurz halten.
3. Ausatmen: Das Bein wieder senken.
4. Im Wechsel 6 Mal pro Bein wiederholen.

Optimal. Zur Schonung des unteren Rückens werden die Zehen Richtung Körper gezogen, wenn das Bein angehoben wird.

Wenn Sie nach dem Ausatmen die Blitzentspannung einfügen möchten, müssen Sie beim nächsten Beinheben die volle Kraft wieder aufbauen. Das erhöht die Wirkung der Übung.

Ausgleich. Dehnen Sie sich genüsslich. Spüren Sie dem Zug nach, der im unteren Rücken entsteht und vorhandene Spannungen löst – das tut richtig gut.

Wie die Heuschrecke wage ich große Sprünge.

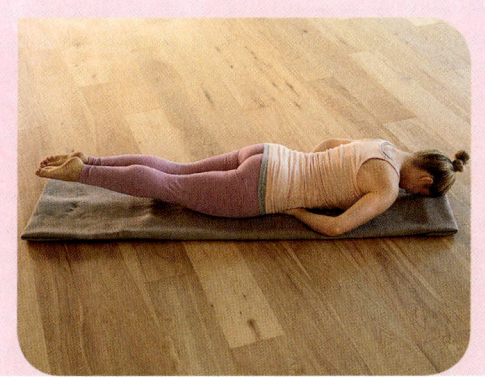

● Beide Beine gleichzeitig anheben und absenken.

Kobra

Kräftigung des ganzen Rückens, insbesondere des Lenden-
wirbelbereiches. Versuchen Sie sich vorzustellen, wie viele
Kilos dabei alleine mit der Rückenmuskulatur angehoben
werden – das ist gewaltig!

Praxis

1. Kommen Sie in die Bauchlage. Die Beine sind geschlossen, die Füße abgelegt.
Positionieren Sie die Hände auf den
Gesäßhälften. Die Stirn ist abgelegt.
2. Atmen Sie ein. Heben Sie den Oberkörper an und rollen Sie dabei Ihre
Schultern nach hinten und unten (Bild
rechts oben).
3. Während des Ausatmens senken Sie
den Oberkörper wieder ab und lösen
die Spannung.
4. Führen Sie 6 bis 12 Wiederholungen aus.

Optimal. Ziehen Sie das Kinn leicht an,
damit der Nacken lang bleibt. Rollen Sie
die Schultern nach hinten und ziehen Sie
sie nach unten. Pressen Sie bewusst die
Schulterblätter gegeneinander.

Ausgleich. Danach kommen Sie in die
Ausgleichshaltung, und zwar in den Fersensitz. Oberkörper und Arme sind nach
vorn gestreckt. Ziehen Sie den Rücken
lang (Bild rechts unten).

Ich besitze die Kraft, die mich immer wieder aufrichtet.

◆ **Variante A:** Die Hände liegen am Gesäß,
die Beine sind leicht gegrätscht und
die Knie gebeugt.

◆ **Variante B:** Die Hände sind an der Stirn,
die Beine geschlossen und gebeugt.

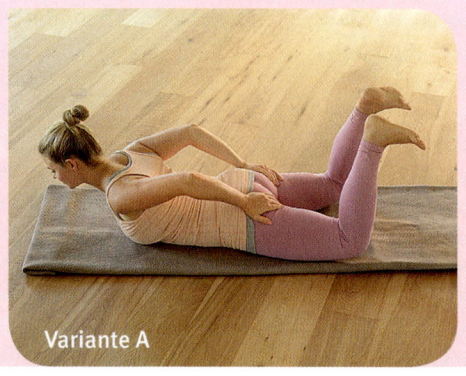

Variante A

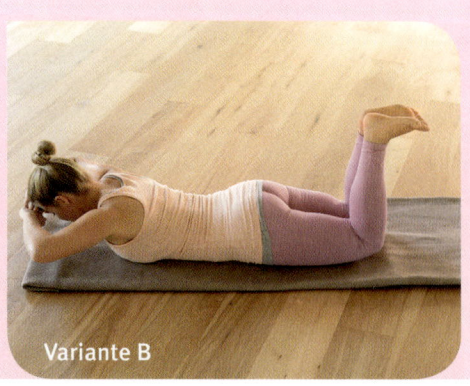

Variante B

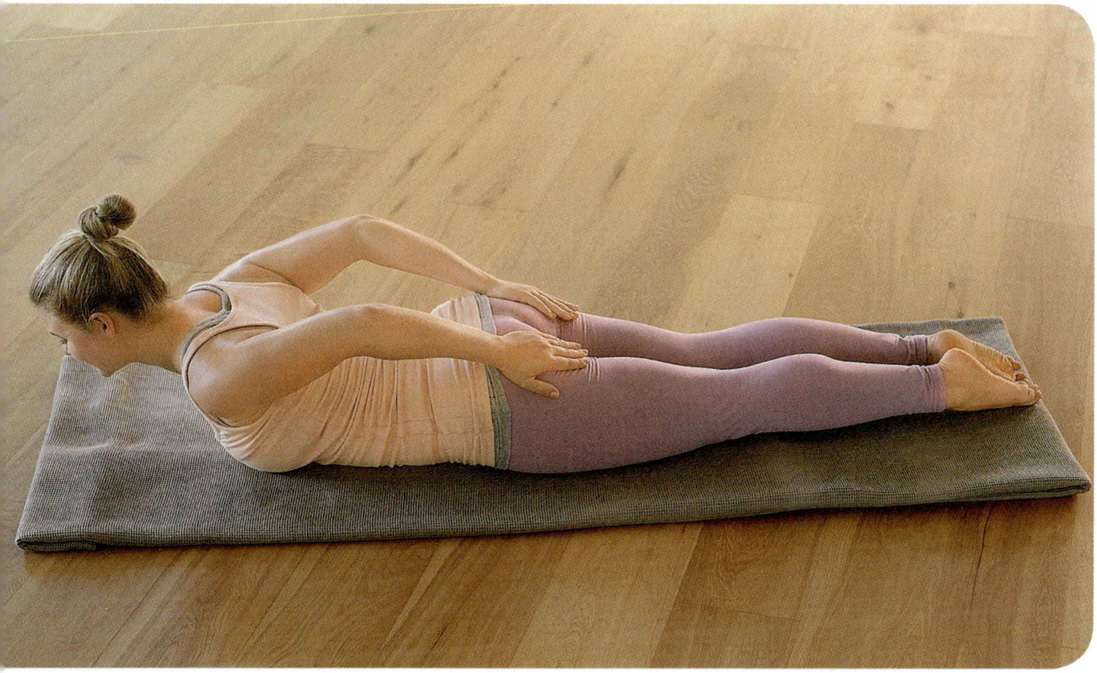

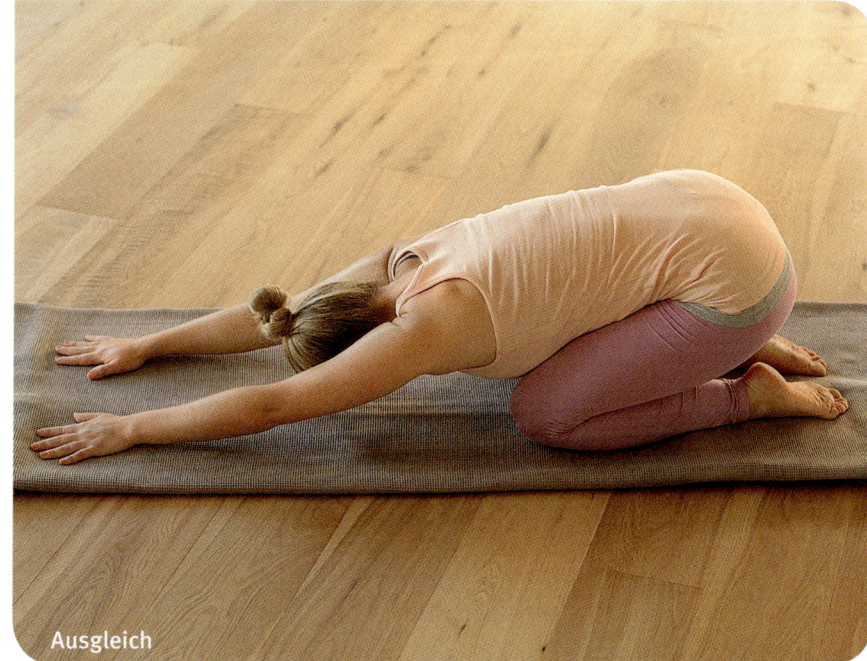

VARIANTEN

Ausgleich

Entspannung im gerollten Blatt

Entspannt den gesamten Rücken. Die im Lendenwirbelbereich aufgelegten Handgelenke bewirken, dass die feinstofflichen Kanäle, welche die Rückenenergie organisieren,
positiv beeinflusst werden.

Praxis

1. Kommen Sie in den Fersensitz: Die
Knie sind geschlossen, die Füße abgelegt. Beugen Sie sich nun nach vorn
und legen Sie die Stirn auf dem Boden
ab.
2. Bringen Sie die Hände hinter den Rücken und umfassen Sie mit der rechten
Hand das linke Handgelenk. Die Hände
werden so auf den Lendenwirbelbereich gelegt (Bild rechts oben). Spüren
Sie dabei in diesen Bereich hinein und
atmen Sie zur Unterstützung der Entspannung immer wieder tief aus.
3. Verweilen Sie für einige Minuten in
dieser Stellung. Lösen Sie dann die
Hände, richten Sie Ihren Oberkörper
auf, kommen Sie in den Stand und
räkeln und strecken Sie sich, um Ihren
Körper wieder zu wecken.

Optimal. Wenn nötig, legen Sie sich ein
Kissen oder ein gerolltes Handtuch unter
die Stirn und das Gesäß.

Das Vertrauen ins Leben trägt mich.

◆ Die Stellung kann auch mit gegrätschten Beinen ausgeführt werden

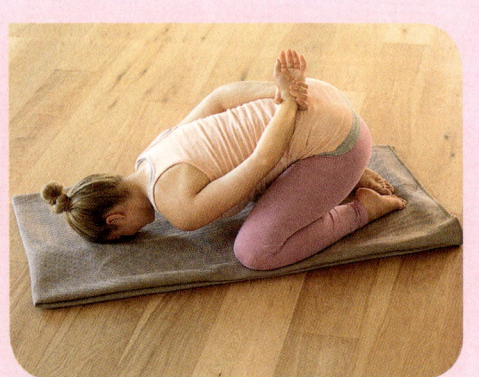

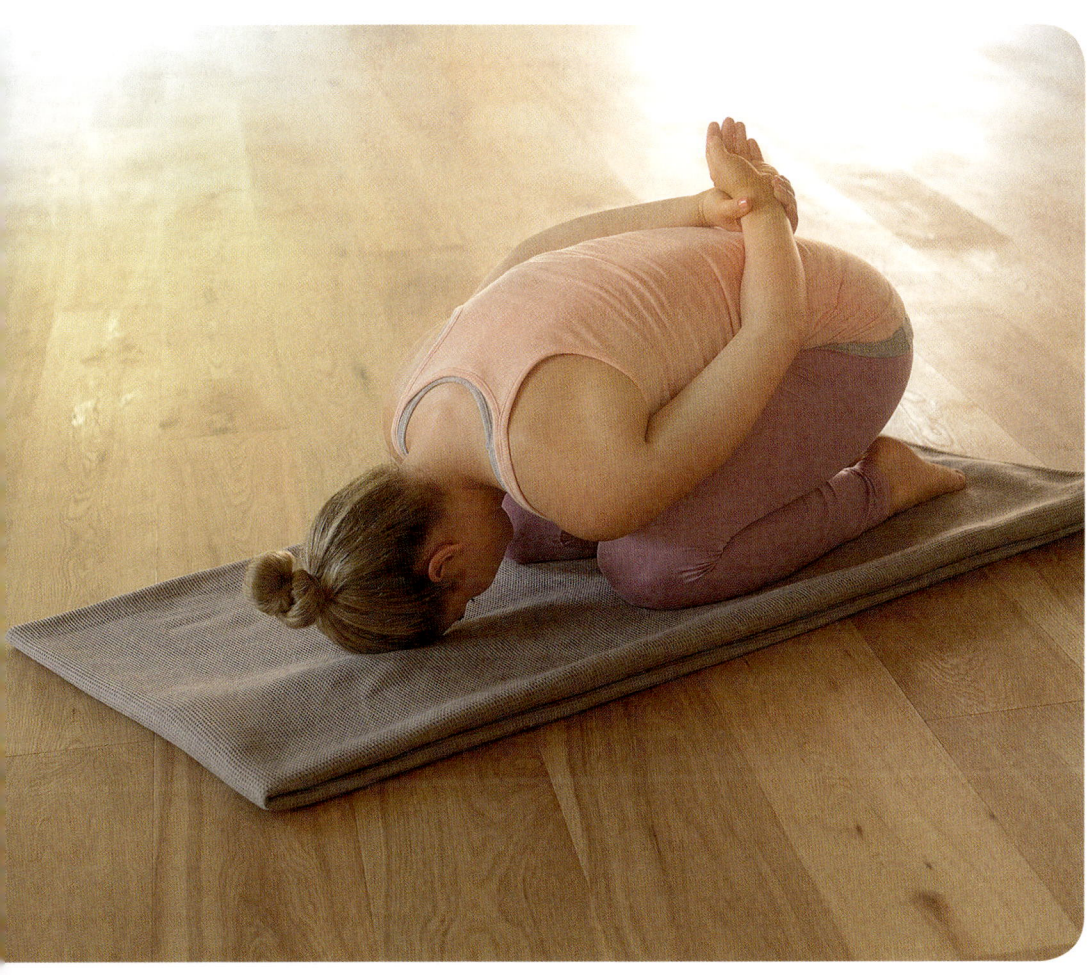

VARIANTE

Übungsfolge für den mittleren Rücken

Dieser Bereich ist zwar recht stabil und wirkt wie ein schützendes Korsett für Herz und Lungen, ist aber auch in seiner Beweglichkeit eingeschränkt. Rotationen und großzügige Armbewegungen sind deshalb ideal.

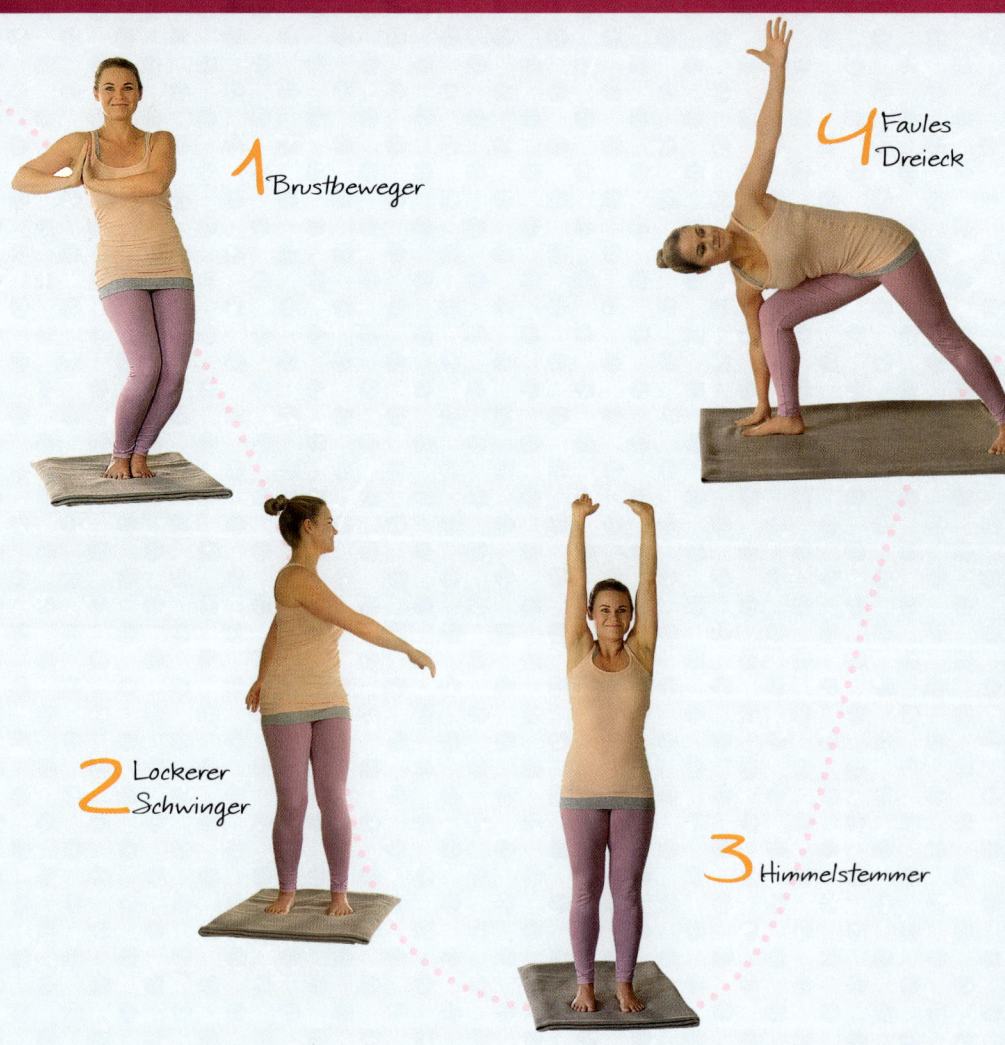

1 Brustbeweger

2 Lockerer Schwinger

3 Himmelstemmer

4 Faules Dreieck

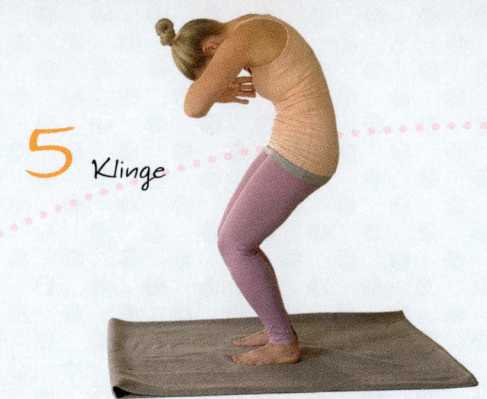

5 Klinge

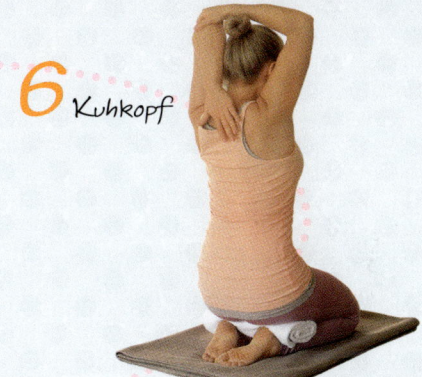

6 Kuhkopf

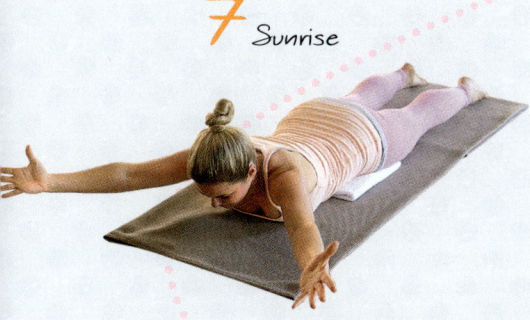

7 Sunrise

8 Ruhender Frosch

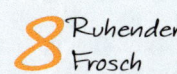

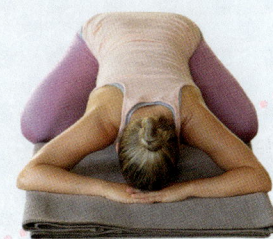

Übungsfolge für den mittleren Rücken

Verbessern Sie mit dieser Übungsfolge Ihre Beweglichkeit im mittleren Rücken. Dadurch lösen Sie verspannte Muskeln in dem Bereich und regen den Durchfluss von Lymphen und Blut an.

Der mittlere Rücken ist recht stabil, er ist wie ein schützender Panzer für Herz und Lungen. Diese Stabilität, die wohl ihren Wert hat, führt aber auch zu einer eingeschränkten Bewegungsvielfalt und hat ihre Tücken: Die Muskeln sind schneller verspannt und der Durchfluss von Lymphen und Blut ist vermindert. Verschlackungen, die daraus resultieren, führen leicht zu Entzündungen.

Besonders wertvoll für die Beweglichkeit des mittleren Rückens sind einerseits alle Drehbewegungen oder -haltungen, andererseits großzügige Armbewegungen.

Das Schöne an dieser Übungsfolge ist, dass Sie fast alle Übungen sitzend oder stehend praktizieren können, einfach da, wo Sie gerade sind. Machen Sie diese Übungen, sobald Sie ein unangenehmes Ziehen im mittleren Rücken spüren. Die wohltuende Wirkung zeigt sich sofort!

Die Übungen und Mantras stärken unser Herz und aktivieren dessen Hormonausschüttung. Laut Forschung werden im Herzen besondere Hormone ausgeschüttet, die uns Liebe und Freude empfinden lassen. Zudem werden in der Kinesiologie die Muskelstränge des mittleren Rückens mit dem Herzen in Zusammenhang gebracht – und dies mit Recht, denn hier verläuft im Zickzack der Dünndarm-Meridian. Die Chinesen nennen ihn den „Beschützer des Herzens". So weisen Verspannungen in diesem Bereich oft auf eine ungelöste Herzensangelegenheit hin.

Brustbeweger

Fördert die Beweglichkeit der Brustwirbelsäule, massiert die entsprechenden Nervenbahnen und alle Organe des Rumpfes.

Praxis

1. Stellen Sie sich mit geschlossenen Füßen aufrecht hin und halten Sie die Hände in Gebetsmudra vor der Brust.
2. Beugen Sie nun die Knie leicht und bewegen Sie sie von einer Seite zur anderen. Gleichzeitig führen Sie die Ellenbogen jeweils zur Gegenseite (Bild unten links). Vollziehen Sie diese Bewegung in einem lockeren, fließenden und leicht beschwingten Rhythmus. Lassen Sie Ihren Atem frei fließen.
3. Machen Sie circa 12 Wiederholungen zu jeder Seite.

Optimal. Achten Sie darauf, dass Sie die Drehbewegungen möglichst locker ausführen und Ihr Rücken gestreckt bleibt.

Ich liebe das Leben und das Leben liebt mich.

◆ **Variante A:** Anstatt die Hände auf Brusthöhe zu lassen, führen Sie die Hände mit der Bewegung nach unten, soweit es geht, und nach oben, bis die Arme gestreckt sind.

◆ **Variante B:** Führen Sie die Hände so, als wollten Sie vor Ihrem Körper eine liegende Acht zeichnen.

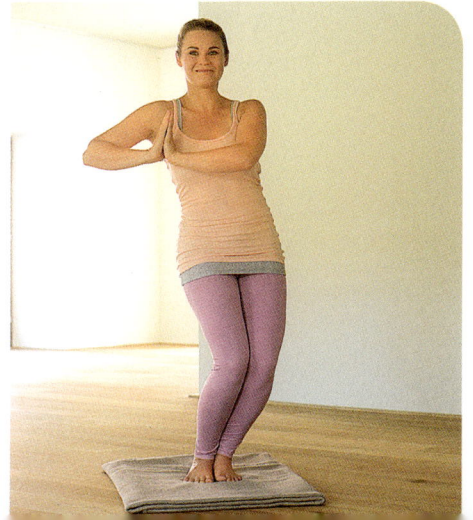

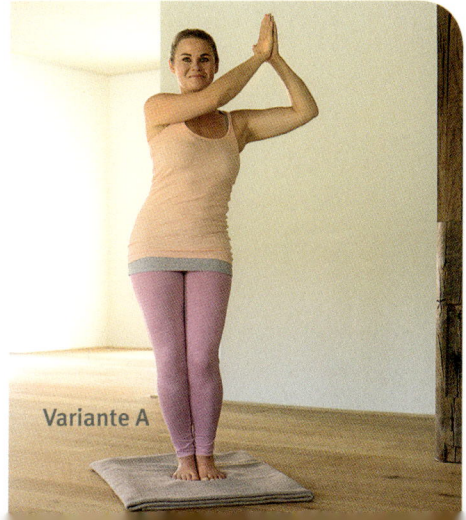

Variante A

Lockerer Schwinger

Löst Verspannungen in den Muskeln des mittleren Rückens, indem sie sanft gedehnt und gepresst werden. Durch das stufenweise Anheben der Arme werden immer wieder andere Muskeln, Bänder und Wirbelgelenke angesprochen.

Praxis

1. Nehmen Sie einen lockeren Stand ein, die Füße stehen hüftbreit auseinander. Lassen Sie Arme und Hände locker hängen.
2. Beginnen Sie, die Arme nun locker von der einen Seite zur anderen zu schwingen. Drehen Sie Ihren Oberkörper dabei mit (Bild I). Die Hände bleiben immer noch locker. Führen Sie so die Arme stufenweise schwingend so weit nach oben, bis sie über dem Kopf gestreckt sind (Bild II).
3. Danach senken Sie auf gleiche Weise die Arme, von der einen Seite zur anderen schwingend, stufenweise wieder ab.
4. Mehrmals wiederholen.

Optimal. Locker bleiben. Schultern und Ellenbogen weit nach hinten bringen.

Ich wage es zu lieben.

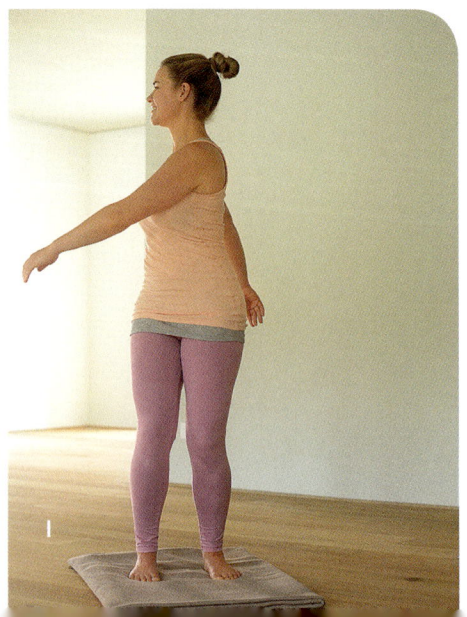

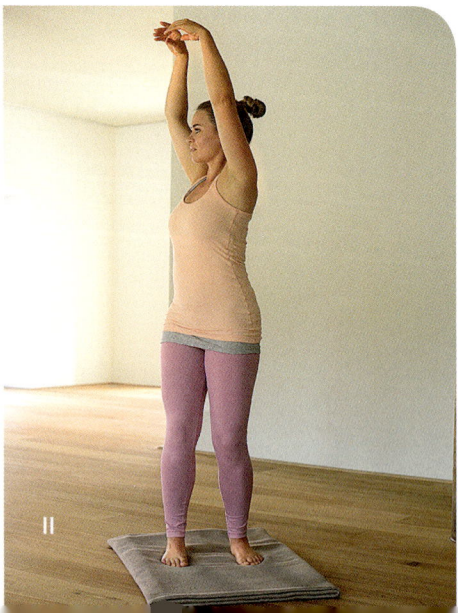

Himmelstemmer

Der Rücken und die Körpervorderseite werden gestreckt und gedehnt. Durch die Vorstellungskraft, mit der Sie den Himmel sinnbildlich mit den Händen nach oben stemmen, kontrahieren die Muskeln und Sie kräftigen so zugleich die gesamte Rumpfmuskulatur.

Praxis

1. Stellen Sie sich locker hin, die Füße stehen hüftbreit auseinander.
2. Strecken Sie nun die Arme nach oben und halten Sie die Hände so, als wollten Sie den Himmel nach oben stemmen. Der Kopf bleibt dabei gerade.
3. Bleiben Sie für 4 bis 10 Atemzüge in dieser Stellung. Versuchen Sie, sich mit jedem Einatmen etwas mehr zu strecken.

Optimal. Die Wirkung wird verstärkt, indem Sie die Seiten im Wechsel dehnen, also versuchen, eine Hand immer wieder höher als die andere zu strecken.

Ich bin mit den himmlischen Welten in Liebe verbunden.

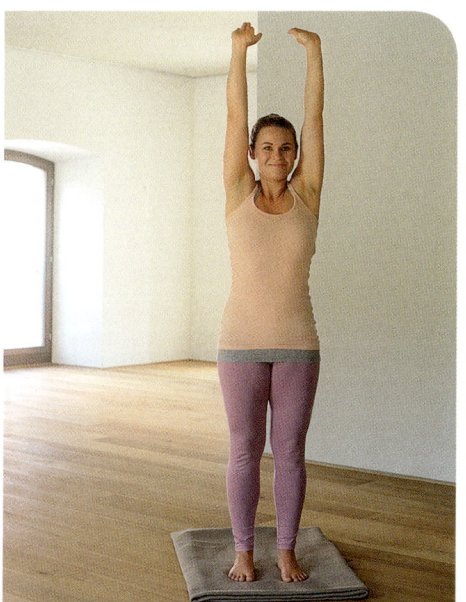

Willenskraft

Selvarajan Yesudian, einer der größten Yogalehrer, der den Yoga im Westen bekannt machte, lehrte schon vor 50 Jahren: Die Willenskraft ist nicht etwas, das man hat oder nicht hat, sondern sie kann gezielt aufgebaut werden – und zwar, indem man längere Zeit im Himmelstemmer verweilt und die kräftige Dehnung beibehält.

Faules Dreieck

**Mit jeder Drehung wird der mittlere Rücken positiv be-
einflusst, denn die Muskeln der einen Seite des Rückens
werden gepresst, die der andern Seite gedehnt. Das Wechselspiel von Pressen und Dehnen fördert die Durchblutung,
den Fluss der Lymphen und deblockiert Nervenbahnen und
Meridiane.**

Praxis

1. Machen Sie mit dem rechten Fuß einen großen Schritt nach vorn. Das linke Bein ist gestreckt. Stützen Sie die Hände links und rechts neben dem rechten Fuß auf (Bild I).
2. Mit dem Einatmen strecken Sie den linken Arm zur Decke. Ihr Blick folgt dabei der Hand (Bild II). Halten Sie diese Stellung für 4 bis 10 Atemzüge.
3. Mit dem Ausatmen senken Sie den Arm und stützen die Hand wieder neben dem Fuß ab.
4. Richten Sie sich wieder auf, indem Sie sich mit beiden Händen auf dem Oberschenkel abstützen.
5. Wechseln Sie dann die Seite und verweilen Sie hier gleich lang.

Optimal. Je mehr Sie die obere Schulter und den Arm nach hinten oben öffnen, desto intensiver ist die seitliche Dehnung.

Variante. Diese Übung kann auch dynamisch ausgeführt werden, indem Sie mit der Einatmung einen Arm nach oben strecken und mit der Ausatmung den Arm wieder absenken. Nach 4 bis 6 Wiederholungen wechseln Sie die Beinstellung und absolvieren auf der anderen Seite die gleiche Anzahl.

Die Treue zu mir selbst hält und stützt mich.

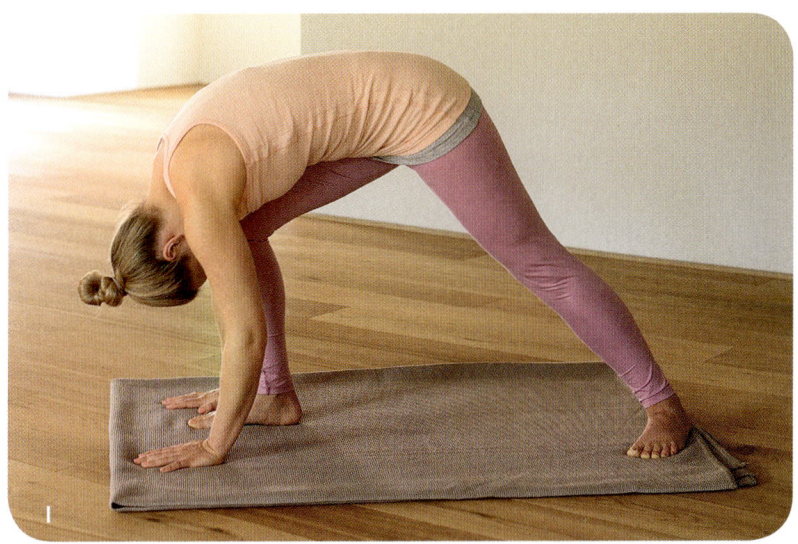

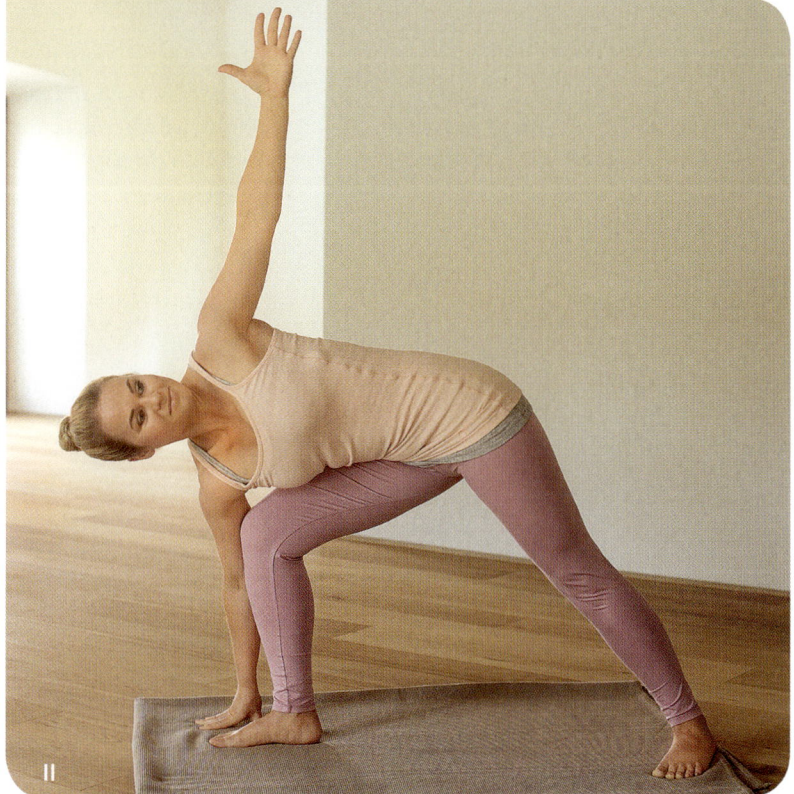

Klinge

Die Muskeln des mittleren Rückens sowie des Brustbereiches werden gedehnt und zusammengedrückt und dadurch gleichzeitig massiert.

Praxis

1. Nehmen Sie einen aufrechten und lockeren Stand ein, die Füße sind hüftbreit auseinander. Legen Sie die Fingerspitzen an das Brustbein, und zwar so, dass sich die Handrücken berühren. Die Ellenbogen weisen dabei nach vorn, damit ein Rundrücken entsteht (Bild I). Die Schulterblätter sind weit geöffnet, das Kinn leicht angezogen.
2. Atmen Sie ein: Strecken Sie nun die Arme zu den Seiten aus und führen Sie sie in einer fließenden Bewegung und in einem weiten Bogen nach hinten, sodass die Schulterblätter jetzt zusammengedrückt werden. Strecken und spreizen Sie die Finger (Bild II).
3. Mit dem Ausatmen bringen Sie die Arme wieder nach vorn und kommen zurück in die Grundstellung.
4. Wiederholen Sie die Bewegung 5- bis 10-mal.

Optimal. Rollen Sie die Schultern während des Öffnens der Arme nach hinten und drücken Sie sie nach unten.

Variante. Sie erhöhen die Wirkung und kräftigen dadurch zugleich Ihren Schulter- und Brustbereich, wenn Sie dabei zwei mit Wasser gefüllte Flaschen in den Händen halten.

Ich öffne mein Herz dem Licht und der Liebe.

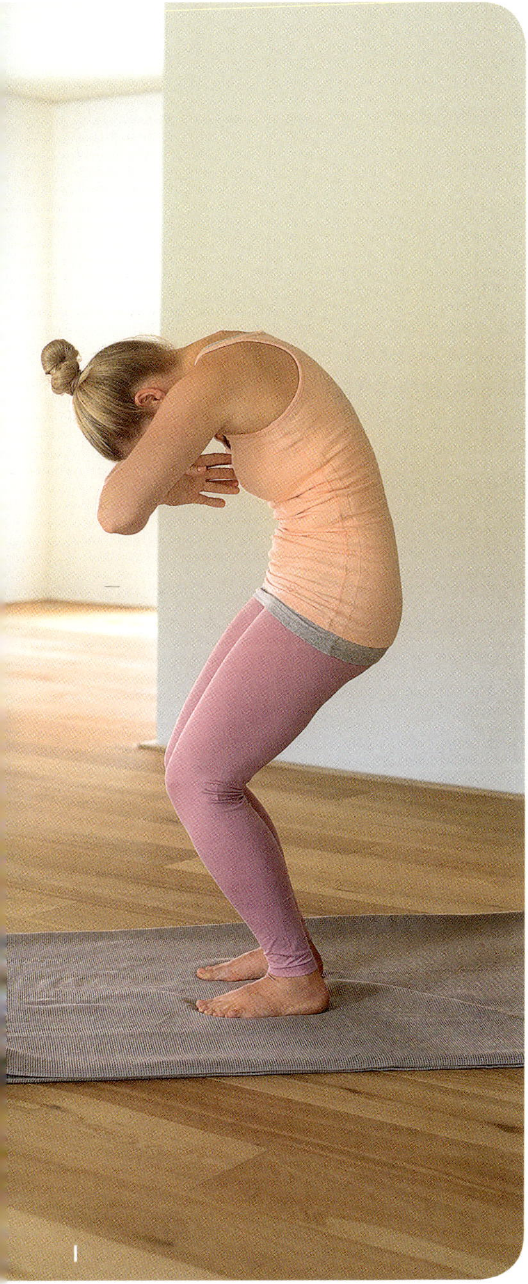

I

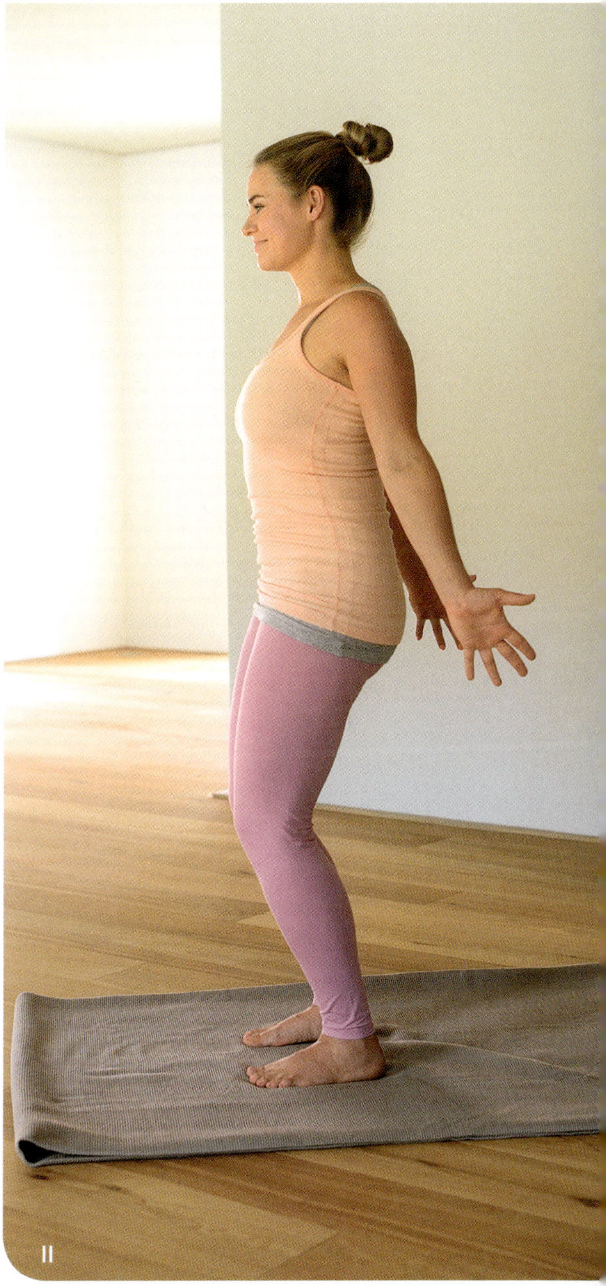

II

Kuhkopf

Kräftigt den mittleren Rücken und dehnt die Körperseiten.
Weitet den Brustraum.

Praxis

1. Kommen Sie in den Fersensitz mit aufgerichtetem Oberkörper, die Zehen sind abgelegt.
2. Führen Sie einen Arm von oben hinter den Rücken und legen Sie die Hand auf den oberen Rücken. Mit der anderen Hand fassen Sie den Ellenbogen. Richten Sie Ihren Rücken so weit wie möglich auf und schieben Sie das Brustbein nach vorn.
3. Verweilen Sie für 4 bis 5 Atemzüge in dieser Stellung und wechseln Sie dann die Seite. Während des Ausatmens können Sie eine Blitzentspannung zulassen.

Optimal. Legen Sie sich eventuell ein Kissen oder ein gerolltes Handtuch zwischen die Beine oder unter das Gesäß.

Sie verstärken die Wirkung, indem Sie den Ellenbogen mit der anderen Hand mit jedem Einatmen etwas weiter nach hinten drücken und zugleich das Brustbein nach vorn schieben.

Meine innere Kraft schützt und stützt mich.

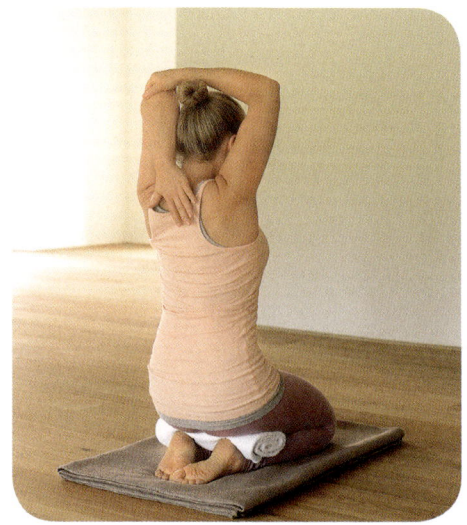

Links und rechts gleich lang üben

Ist uns etwas angenehm, empfinden wir die Zeit als „kurz", ist uns etwas unangenehm, empfinden wir die Zeit als „lang".
Darum ist es wichtig, dass Sie bei Übungen, bei denen Sie zunächst nur eine Seite üben, Ihre Atemzüge zählen und darauf achten, dass Sie auch die andere Seite gleich lang üben.

Sunrise

Durch die veränderte Armhaltung kommen immer wieder andere Muskeln ins Spiel, die gekräftigt werden.

Praxis

1. Kommen Sie in die Bauchlage und legen Sie die Arme seitlich eng an den Körper. Die Handflächen zeigen nach unten, die Stirn ist abgelegt, die Füße sind langgestreckt.
2. Mit dem Einatmen heben Sie Arme und Oberkörper so weit wie möglich an. Die Handflächen weisen nach außen, die Daumen zeigen nach oben.
3. Mit dem Ausatmen senken Sie Arme und Oberkörper wieder ab.
4. Beim nächsten Einatmen spreizen Sie die Arme etwas zu den Seiten ab, während Sie sie zusammen mit dem Oberkörper anheben (Bild I).
5. Mit jedem Atemzug bringen Sie die Arme etwas mehr über die Seiten nach vorn, bis sie schließlich ganz nach vorn zeigen (Bild II). Sie können dies in 5 bis 6 Atemzügen vollziehen.

Optimal. Achten Sie darauf, dass Ihre Schultern beim Anheben stets nach hinten unten gezogen sind. Konzentrieren Sie sich auf den Punkt zwischen den Schulterblättern und bringen Sie diese so nah wie möglich zusammen.

Jeden Tag geht auch für mich die Sonne von Neuem auf.

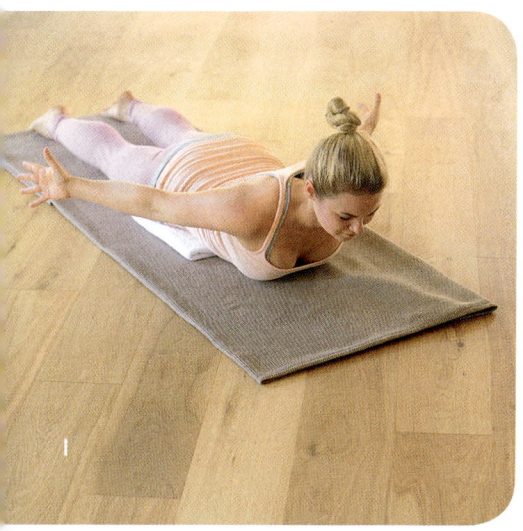

I

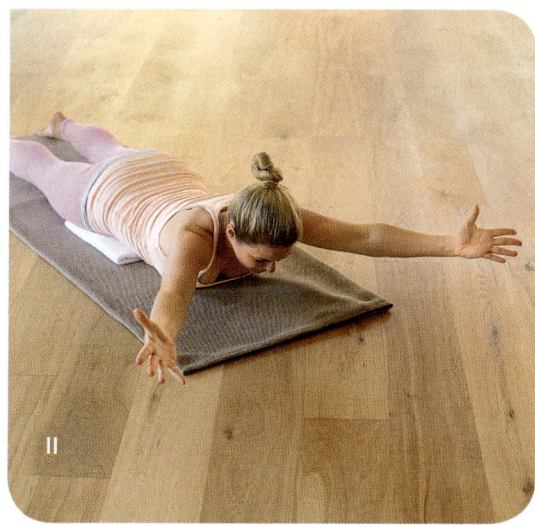

II

Ruhender Frosch

Spüren Sie die wohltuende Dehnung und Weite, die im mittleren Rücken und Brustbereich entsteht.

Praxis

1. Nehmen Sie den Fersensitz mit etwas mehr als hüftbreit geöffneten Knien ein. Lassen Sie die Fersen nach außen kippen, sodass sich die großen Zehen berühren.
2. Beugen Sie nun den Oberkörper nach vorn, strecken Sie die Arme und legen Sie die Handflächen etwa schulterbreit geöffnet möglichst weit vorn ab. Mithilfe der gestreckten Arme ziehen Sie Ihren Rücken kräftig lang. Sie können dabei den Kopf leicht angehoben halten oder aber die Stirn ablegen.
3. Lösen Sie die Spannung, legen Sie die Stirn auf den Händen ab und ziehen Sie das Kinn leicht in Richtung Brust an (Bild rechts). Lassen Sie mit jedem Ausatmen das Gewicht des Oberkörpers etwas mehr absinken und den Rücken durchhängen.

Optimal. Nachdem Sie sich kräftig durchgestreckt haben, entspannen Sie sich in der Haltung, indem Sie sich auf die Atmung konzentrieren oder sich dabei Folgendes vorstellen:

Stellen Sie sich beim Einatmen vor, Sie würden eine heilende und regenerierende Energie in Form von weißem Licht aufnehmen. Diese Energie lenken Sie in den Bauch. Während der Ausatmung lassen Sie das Licht von da weiter in den unteren Rücken strömen, beim nächsten Atemzug in den mittleren und danach in den oberen Rücken. Wiederholen Sie diese Atmung mehrmals und bleiben Sie dabei ganz gelassen und entspannt.

Für die Schätze des Lebens bin ich voller Dankbarkeit.

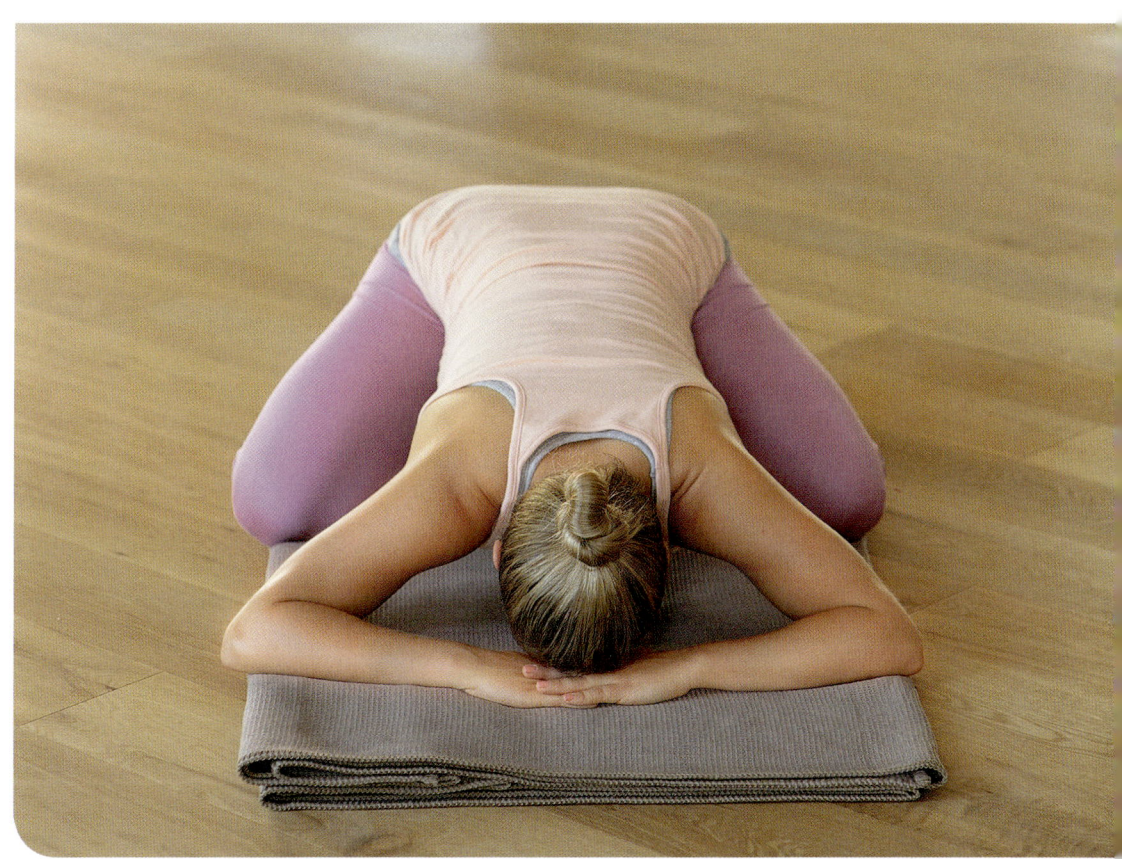

Übungsfolge für den oberen Rücken

Hier geht es vor allem um die Lockerung und Stärkung von Nacken und Schultern. Fühlen Sie die heilende Wirkung dieser Übungen, die im lockeren Stand, auf einem Stuhl oder im Fersensitz ausgeführt werden können.

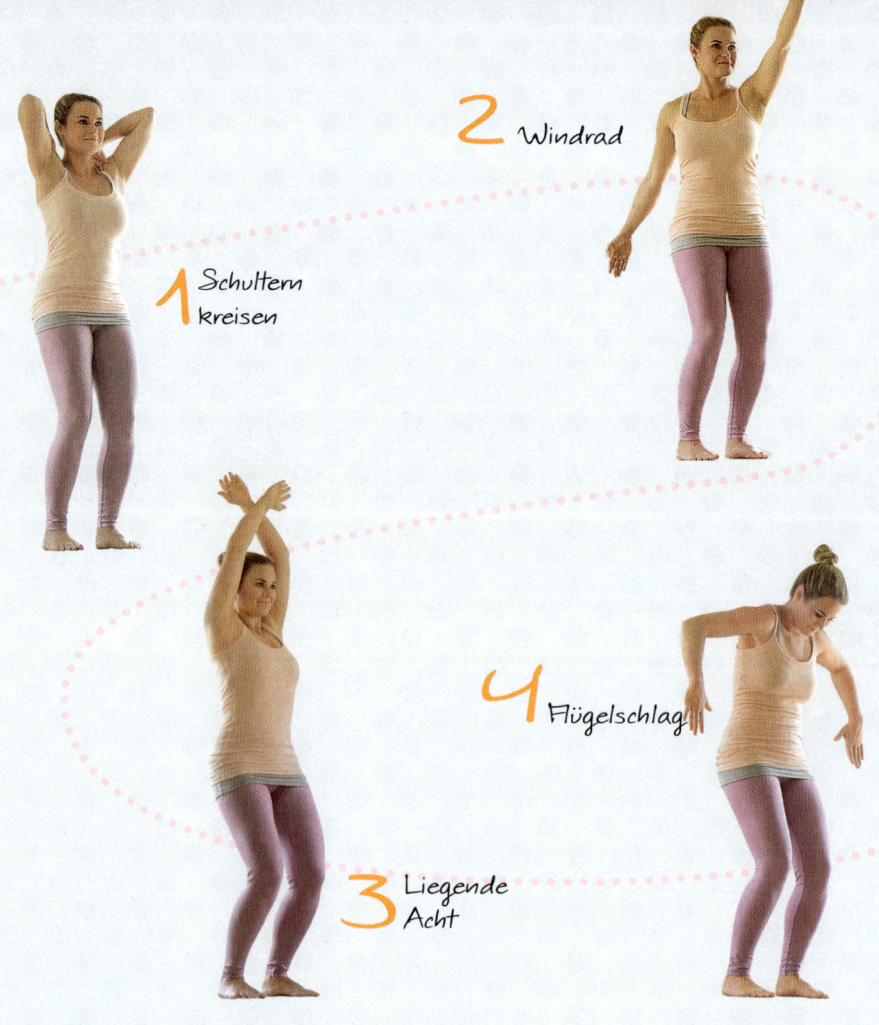

1 Schultern kreisen

2 Windrad

3 Liegende Acht

4 Flügelschlag

6 Anti-Buckel

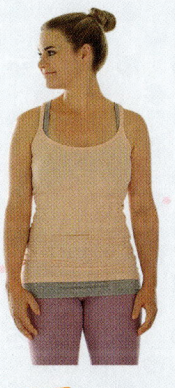

5 Goldenes Trio

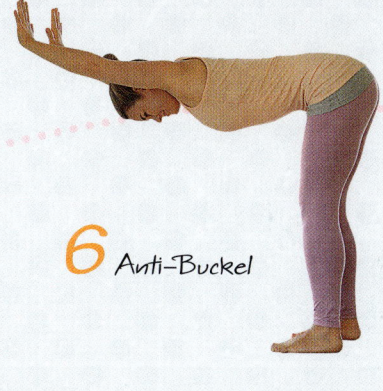

8 Ruhende Schildkröte

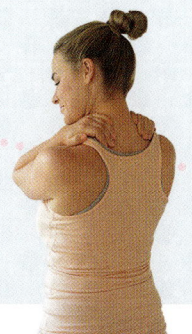

7 Nacken und Schultern kneten

Übungsfolge für den oberen Rücken

Lockern und stärken Sie mit dieser Übungsfolge Ihre Schultern und den Nacken. Mit ein bisschen Praxis können Sie das Leben schon bald wieder auf die leichte Schulter nehmen.

In der Übungsfolge für den oberen Rücken liegt das Schwergewicht auf der Lockerung und Stärkung von Nacken und Schultern.

Viele Menschen kennen Verspannungen in diesem Bereich, bedingt durch zu langes Sitzen, einseitiges Bewegen oder Fehlhaltungen. Diese Verspannungen haben die Tendenz, schmerzlich zu werden. Zudem erzeugen sie Verengungen oder sogar Blockaden in den vielen Nerven-, Blut- und Lymphbahnen sowie Meridianen und Energiekanälen, die durch den relativ engen Nacken- und Halsbereich verlaufen.

Die Übungsfolge kann im lockeren Stand oder auf einem Stuhl oder im Fersensitz ausgeführt werden. Ein bisschen Praxis

– und Sie können schon bald das Leben wieder auf die leichte Schulter nehmen.

Schulterverspannungen weisen oft auf zu viel Pflichtgefühl hin – man sitzt in der Pflichtenfalle oder man nimmt alles sehr schwer und schießt über die Grenzen der Belastbarkeit aus. Verspannungen im Nacken können auf zu wenig Flexibilität im Denken hindeuten – man verbeißt sich in eine Sache oder Meinung. Da und dort sind wir alle ein bisschen stur – warum eigentlich? Die folgenden Übungen und Mantras helfen uns, das Leben etwas leichter und beschwingter anzugehen.

Schultern kreisen

Lockert die Muskeln und Bänder rund um das Schultergelenk und löst selbst hartnäckige Verspannungen im Bereich der Schulterblätter.

Praxis

1. Nehmen Sie einen lockeren Stand oder eine aufrechte Sitzhaltung ein. Legen Sie Ihre Fingerspitzen entspannt auf den Schultern ab.
2. Atmen Sie ein und beginnen Sie mit einer kreisenden Bewegung, indem Sie die Ellenbogen nach vorn und oben führen (Bild I).
3. Mit der Ausatmung führen Sie mit den Ellenbogen eine kreisende Bewegung nach hinten und unten aus (Bild II).

4. In der Gegenrichtung führen Sie die Ellenbogen einatmend nach hinten und oben, ausatmend nach vorn und unten.
5. Machen Sie in jeder Richtung 5 bis 10 Kreisbewegungen.

Optimal. Achten Sie darauf, dass Ihre Schultern und Arme möglichst locker und entspannt bleiben. Schöpfen Sie die Grenzen Ihrer Beweglichkeit in den Schultergelenken aus.

Ich befreie mich von Unnötigem und Unwichtigem.

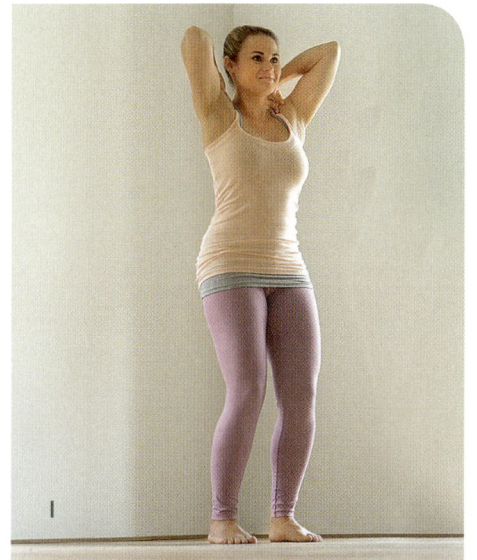

I

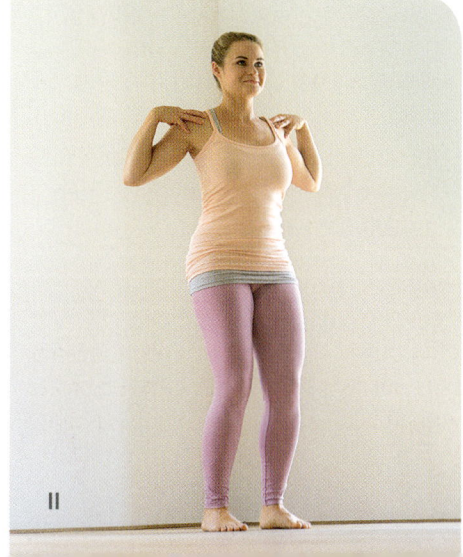

II

Windrad

Diese Übung löst wie kaum eine andere Verspannungen in Nacken und Schultern sowie im mittleren Rückenbereich. Die leichte Drehung, die in der Wirbelsäule entsteht, fördert ihre Geschmeidigkeit.

Praxis

1. Strecken Sie im lockeren Stand einen Arm locker nach vorn aus, der andere zeigt nach hinten.
2. Beginnen Sie dann, die Arme wie ein Windrad zu kreisen: Der vordere Arm zieht nach unten und hinten, während sich der hintere Arm nach oben und vorn bewegt (Bild rechts). Beide Arme kreisen also in dieselbe Richtung, nur um einen Halbkreis versetzt.
3. Führen Sie 6 bis 12 Windräder aus und wiederholen Sie dieselbe Anzahl in der Gegenrichtung.

Optimal. Lassen Sie die Schultern entspannt. Die Arme sind locker gestreckt.

Flexibilität bestimmt mein Denken.

◆ **Variante A:** Diese Kreisbewegungen können auch mit gebeugten Armen ausgeführt werden.

◆ **Variante B:** Halten Sie zwei mit Wasser gefüllte Flaschen in den Händen.

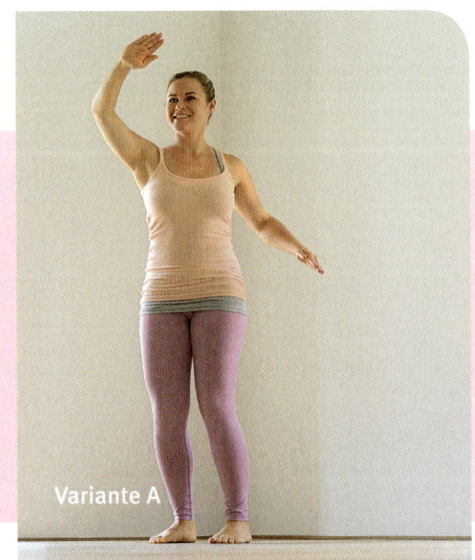

Variante A

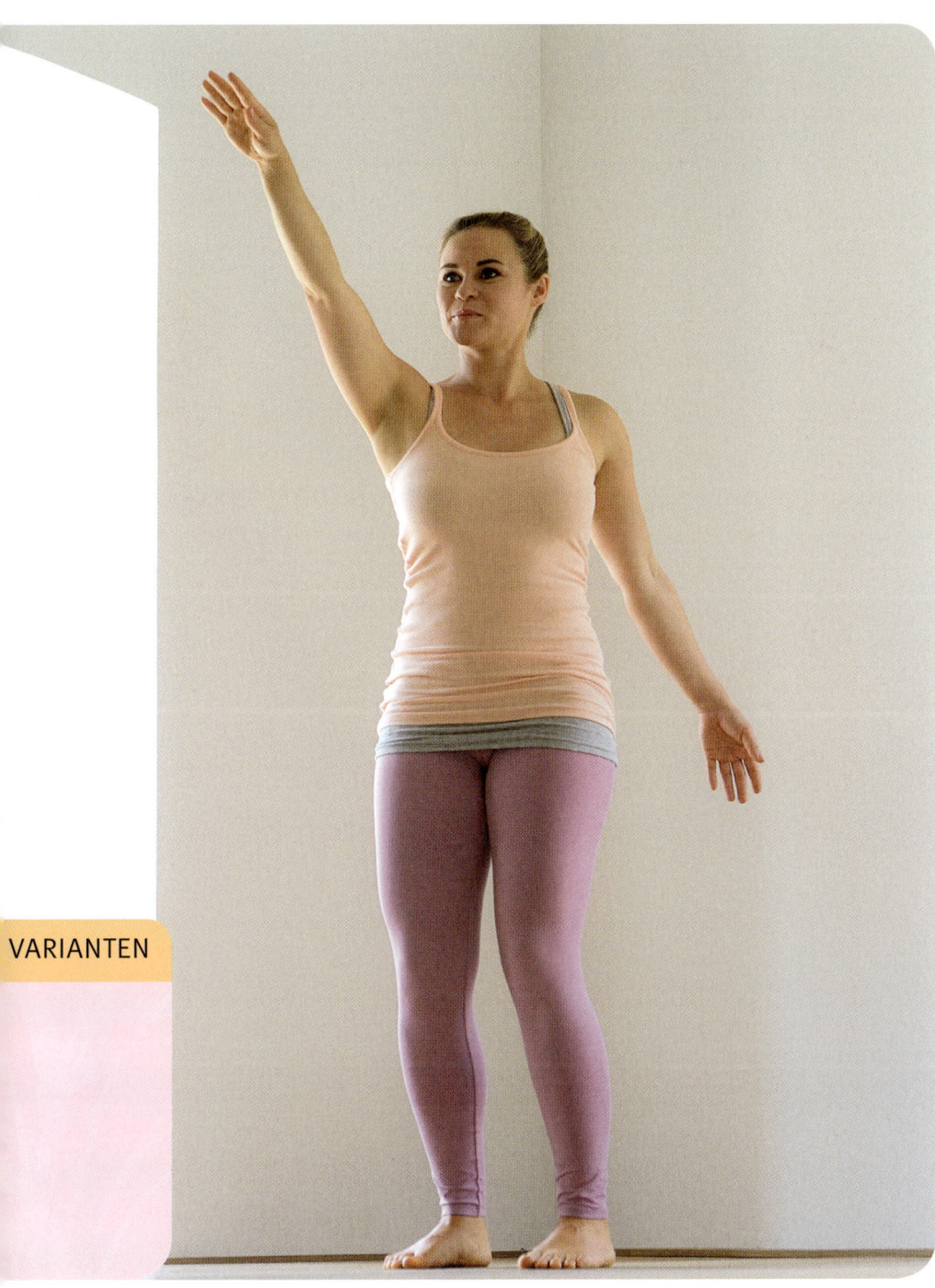

VARIANTEN

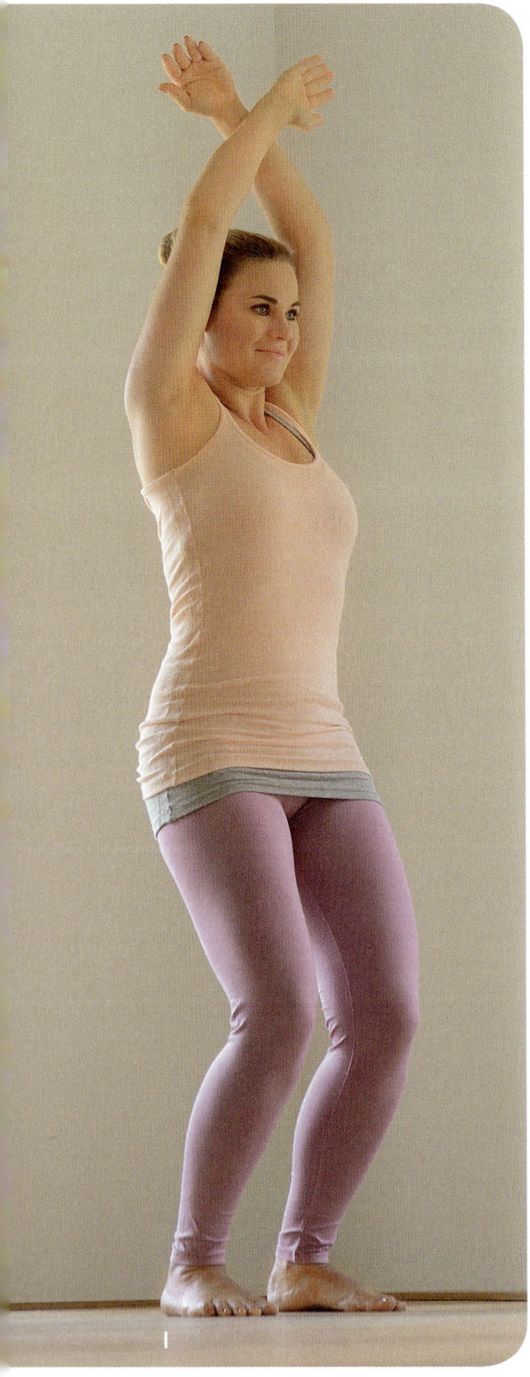

I

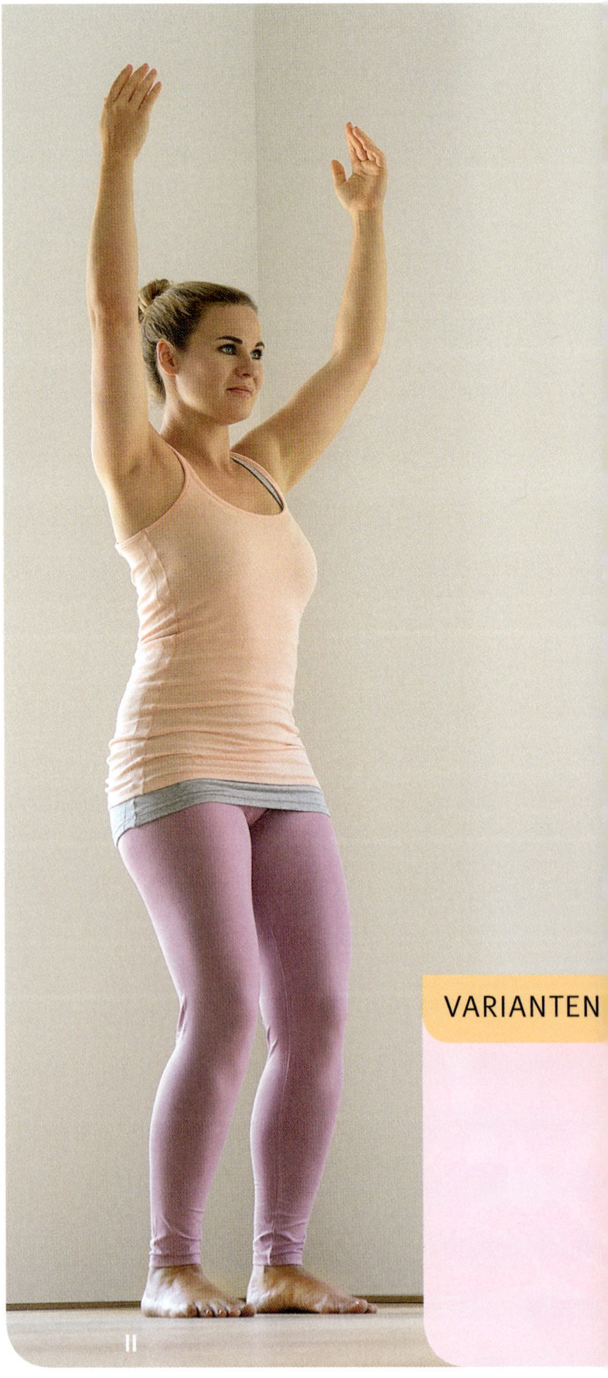

II

VARIANTEN

Liegende Acht

Löst Verspannungen und Blockaden im Hals- und Nackenbereich und stärkt die entsprechende Muskulatur.

Praxis

1. Führen Sie die Arme gestreckt über
   die Seiten nach oben. Die Oberarme
   berühren die Ohren. Lassen Sie die
   Hände locker und kreuzen Sie die
   Handgelenke (Bild I).
2. Kreisen Sie nun die Arme so, als
   wollten Sie eine liegende Acht in den
   Himmel zeichnen. Lösen Sie die Kreu-
   zung und bewegen Sie die Arme zur
   jeweiligen Seite nach außen (Bild II).
   Die Oberarme streifen bei jeder Kreis-

bewegung die Ohren, was die Wirkung
enorm verstärkt.

3. Führen Sie 6 bis 12 Wiederholungen
   aus.
4. Kommen Sie nach der letzten Wiederholung zur Mitte zurück und senken
   Sie die Arme langsam und entspannt
   über die Seiten ab.

Optimal. Lassen Sie die Schultern trotz
der locker gestreckten Arme möglichst
entspannt.

Die unvorstellbare Weite des Himmels zeigt mir neue Perspektiven.

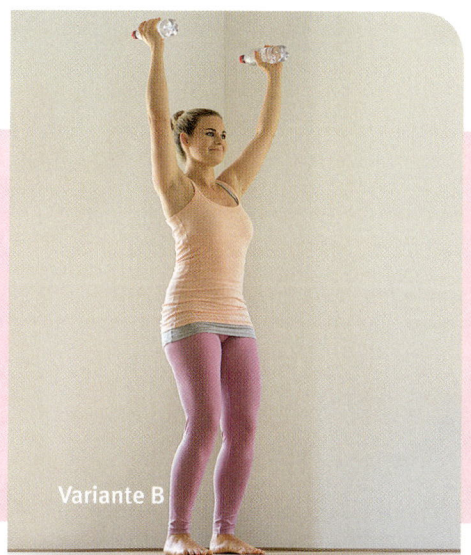

Variante B

◆ **Variante A:** Führen Sie die liegende
Acht auch einmal in die andere Richtung aus.

◆ **Variante B:** Wenn Sie während des
Zeichnens zwei mit Wasser gefüllte
Flaschen in den Händen halten, wer-
den die Muskeln stärker gefordert.

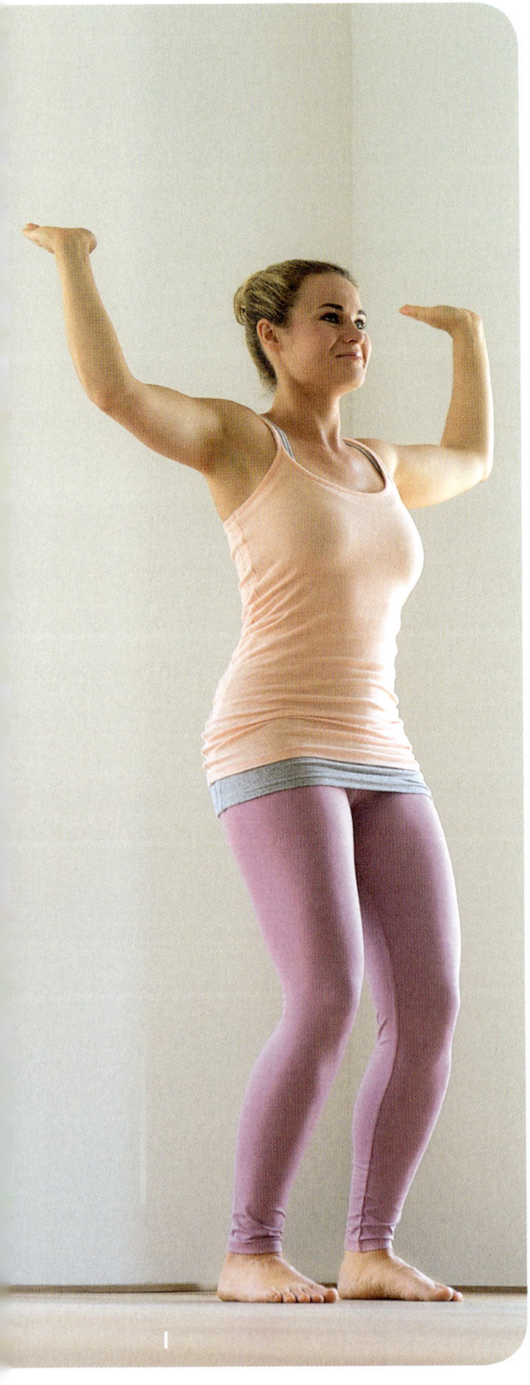

I

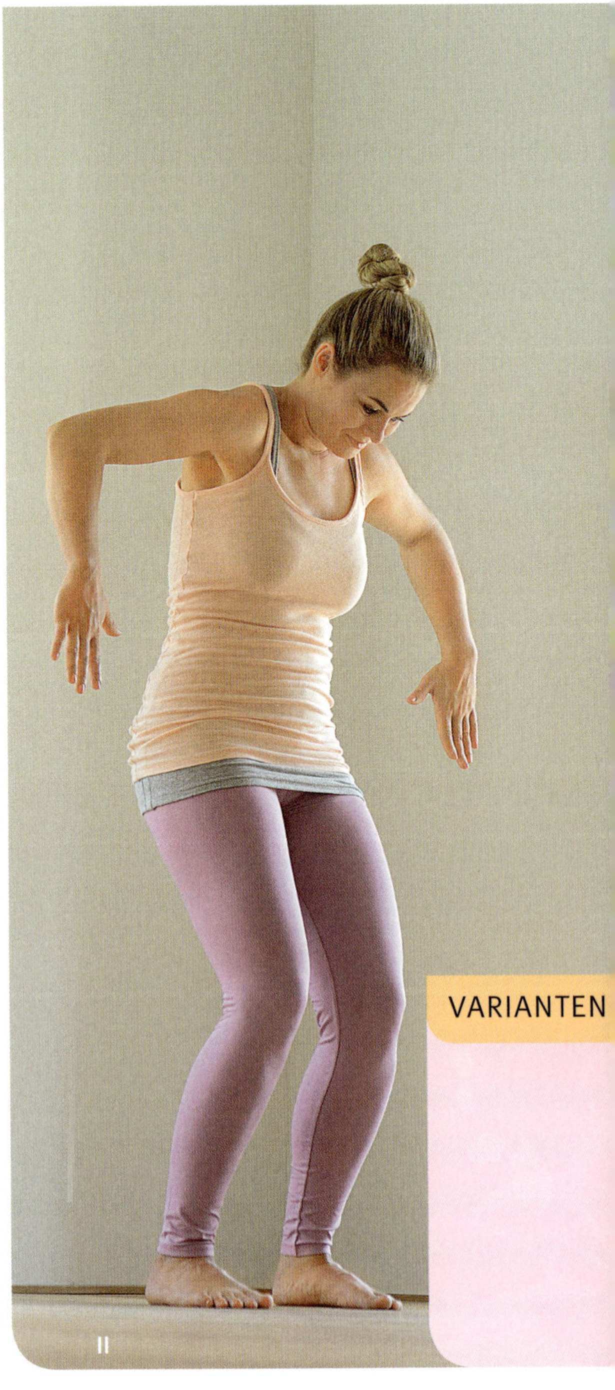

II

VARIANTEN

Flügelschlag

Öffnet den Brustbereich und stärkt die Muskeln in den Schultern.

Praxis

1. Stellen Sie sich locker hin. Die Füße stehen hüftbreit auseinander, die Arme hängen locker herab.
2. Einatmen: Die gebeugten Arme auf Schulterhöhe heben und leicht nach hinten drücken, Hände locker öffnen und nach hinten fallen lassen (Bild I). Einige Atemzüge lang die Stellung halten, bis Sie angenehm müde werden.
3. Ausatmen: Unterarme senken und die Schultern nach vorne rollen lassen (Bild II).
4. Führen Sie 6 bis 12 Flügelschläge aus.

Optimal. Lassen Sie die Schultern möglichst locker, ziehen Sie sie nicht nach oben.

Ich lasse Vergangenes ruhen und genieße den Augenblick.

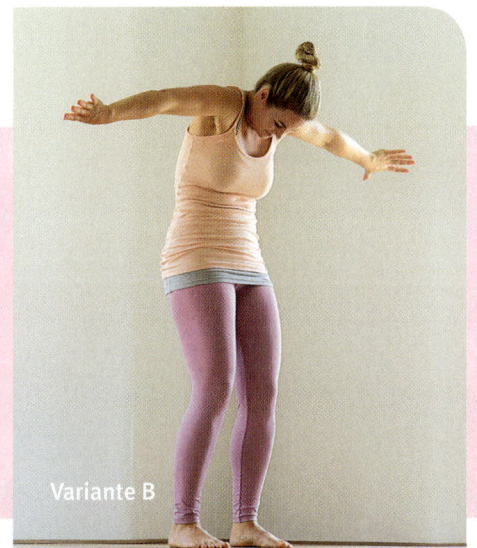

Variante B

● **Variante A:** Dynamisch – Einatmend Arme heben, ausatmend Arme senken und die Schultern einrollen. Mehrmals wiederholen.
● **Variante B:** Arme gestreckt waagrecht halten, aus dem Schultergelenk locker und rhythmisch im Wechsel nach vorn und nach hinten drehen.

Goldenes Trio für Hals und Nacken

Löst Blockaden in Hals und Nacken – dehnt, kräftig und entspannt die Halsmuskulatur.

Wichtig ist, dass Ihre Haltung (sitzend oder stehend) locker, entspannt und doch aufrecht ist. Das Kinn ist ein bisschen angezogen (langer Nacken). Praktizieren Sie alle Übungen 6- bis 12-mal.

Halsdreher. Den Kopf mehrmals sanft und achtsam zur einen Seite drehen, einen Moment anhalten (Bild links) und dann zur anderen Seite drehen. Atem dabei fließen lassen.

Halsbeuger. Linke Hand auf die rechte Schulter legen und Kopf zur linken Seite beugen. Spüren Sie, wie durch das Gewicht des Kopfes eine lösende Dehnung und Entspannung in der rechten Halssei-

te entsteht. Einige Atemzüge lang in der Stellung bleiben und danach die andere Seite üben (Bild rechts oben).

Halsroller. Kinn Richtung Kehle ziehen, danach den Kopf locker über vorne zur einen Seite rollen (Bild rechts unten), einen Moment anhalten und dann zur anderen Seite rollen. Atem dabei fließen lassen. Achtung! Den Kopf nach hinten rollen ist ‚out' und sogar gefährlich.

Danach den Kopf mit angezogenem Kinn noch eine Weile nach vorn gebeugt hängen lassen und dabei in die lösende Dehnung, die dadurch im Nacken entsteht, spüren. Dann Kopf wieder aufrichten.

Loslassen – loslassen – loslassen.

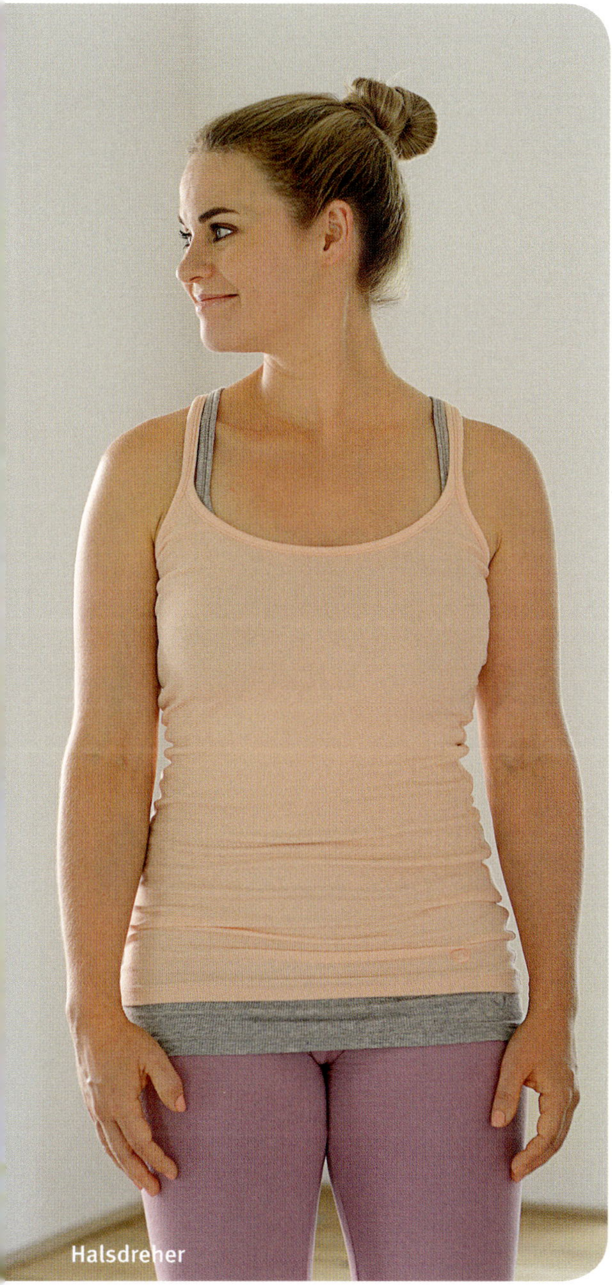

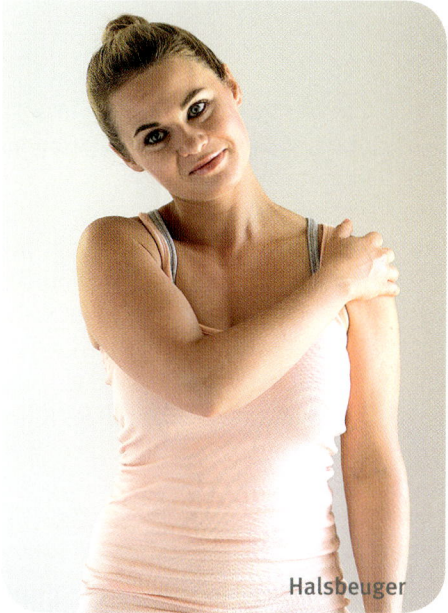

Halsbeuger

Halsdreher

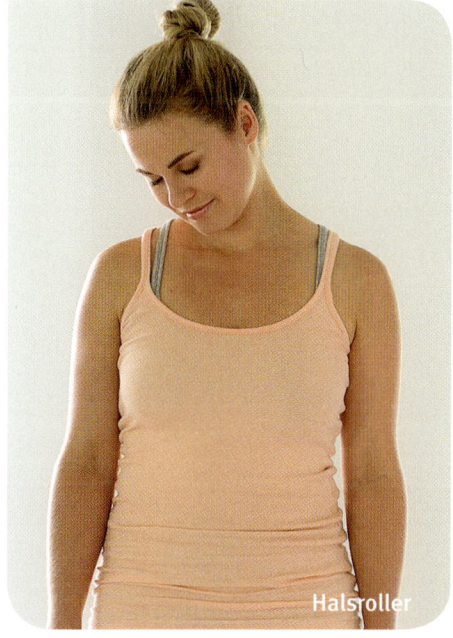

Halsroller

Anti-Buckel

Wie der Name schon sagt, beugt diese Stellung einem Rundrücken und somit Verspannungen im Schulterbereich und
oberen Rücken vor.

Praxis

1. Stellen Sie sich vor eine Wand und
   strecken Sie die Arme aus, sodass Ihre
   Hände auf Schulterhöhe die Wand berühren. Treten Sie dann einen Schritt
   zurück und ziehen Sie das Kinn leicht
   Richtung Kehle. Die Hände bleiben an
   der Wand.

2. Lassen Sie den oberen Rücken locker
   durchhängen.
3. Bleiben Sie für einige Atemzüge in
   dieser Haltung, atmen Sie tief ein und
   aus und lassen Sie die wohltuende
   Dehnung, Öffnung und Entspannung
   zu.

Optimal. Ziehen Sie die Bauchdecke
etwas nach innen, um ein Hohlkreuz zu
vermeiden.

Ich stehe aufrecht im Leben.

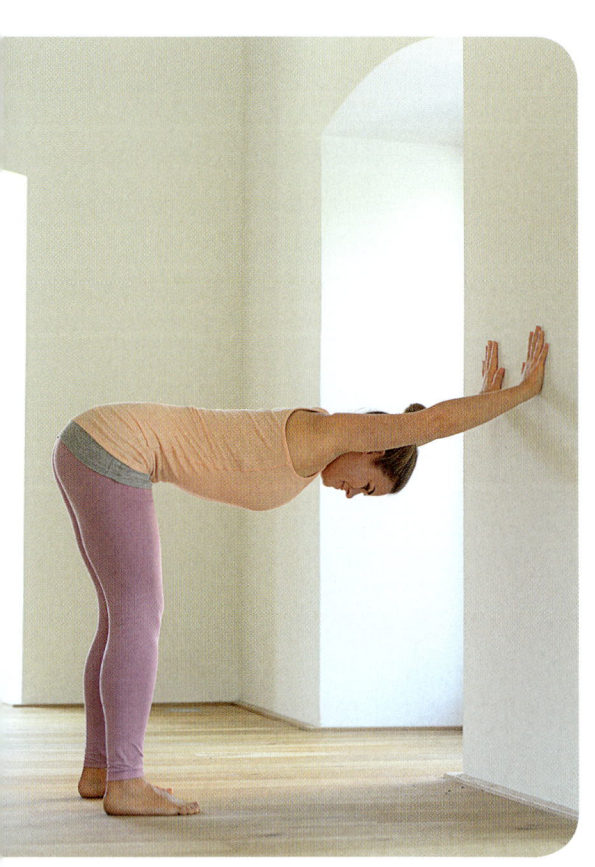

Nacken und Schultern kneten

Mit dieser wohltuenden Massage werden alle Gefäße und Bahnen, die durch den Nacken vom Kopf in den Rumpf führen, gelockert. Wunderbar bei Nackenverspannungen!

Praxis

1. Packen Sie mit beiden Händen verschiedene Muskelstränge – einen nach dem anderen – im Nacken- und Schulterbereich und drücken und kneten Sie diese (Bild unten links), als wollten Sie einen Schwamm auspressen.

2. Streichen Sie zum Schluss mehrmals sanft über den massierten Bereich, um die beanspruchten Muskeln wieder zu entspannen.

Optimal. Packen Sie ruhig fest zu, auch wenn es sich ab und an unangenehm anfühlt.

Ich darf weich sein.

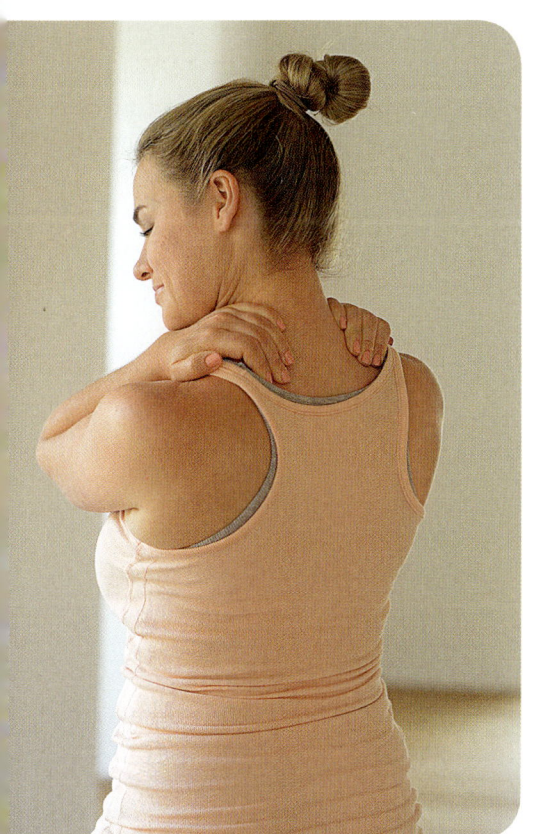

VARIANTE

◆ Klopfen Sie die Muskeln mit den Fingerspitzen oder mit lockeren Fäusten ab.

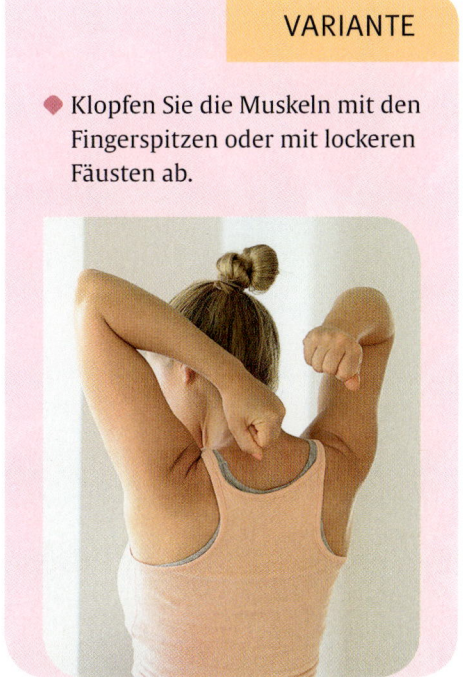

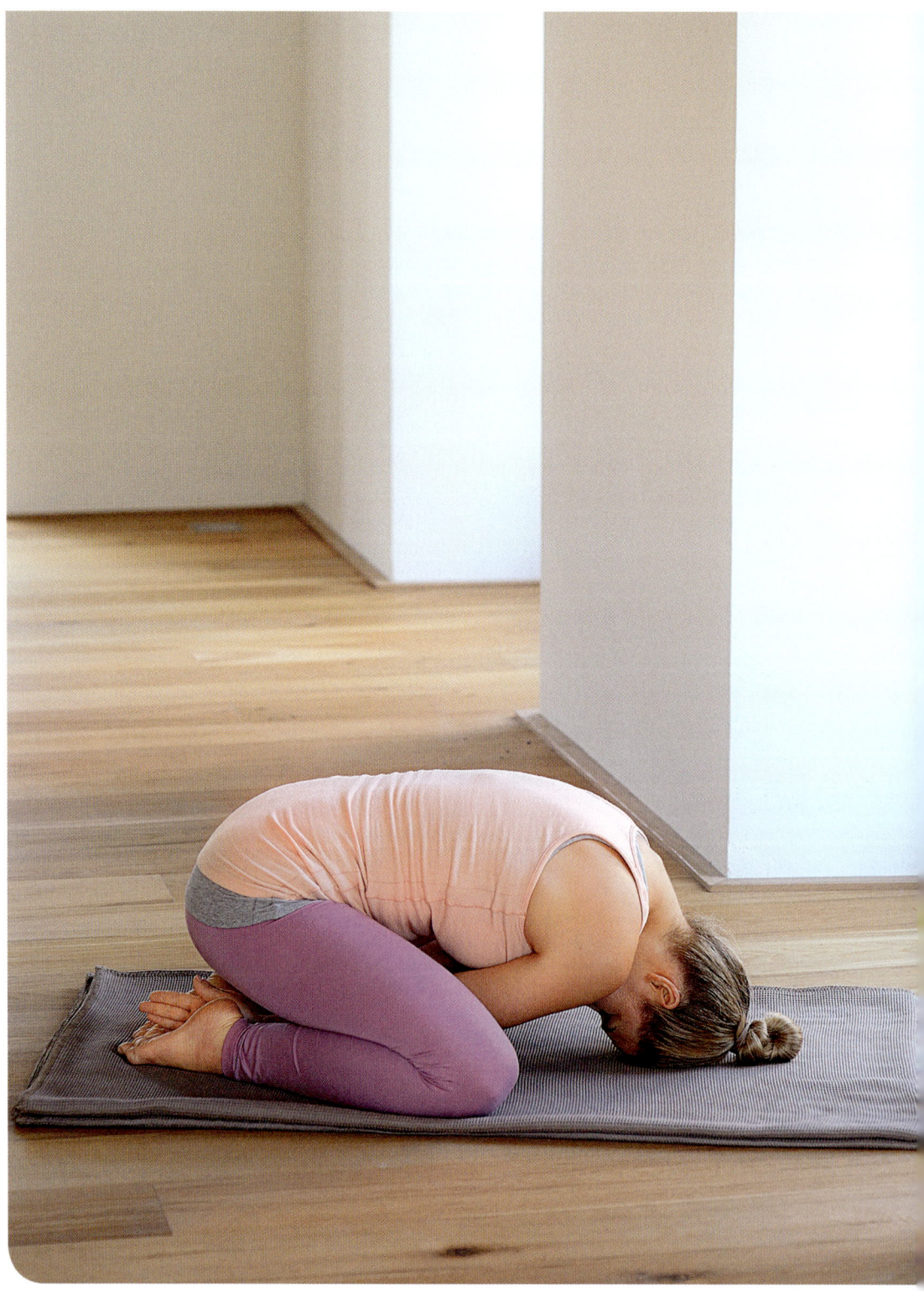

Ruhende Schildkröte

Diese Stellung zum Schluss der Folge gleicht die vorangegangenen Übungen aus, weitet, dehnt und entspannt im Schulterbereich.

Praxis

1. Kommen Sie in den Fersensitz mit gegrätschten Knien.
2. Beugen Sie den Oberkörper nach vorn, strecken Sie zuerst die Arme und ziehen Sie Ihren Rücken lang. Strecken Sie sich kräftig durch.
3. Richten Sie den Oberkörper wieder auf, legen Sie die Handrücken aneinander und bringen die Hände so zwischen die Füße. Der Oberkörper neigt sich dabei wieder zum Boden, legen Sie – falls möglich – die Stirn auf der Matte oder einem zusätzlichen Kissen ab. Das Kinn halten Sie leicht angezogen.
4. Beim Ausatmen entspannen Sie den Schulterbereich immer wieder von Neuem. Bleiben Sie eine Weile in dieser Stellung und genießen Sie die Entspannung.

Die Gattung Schildkröte stammt aus der Urzeit und steht für Überleben, ein langes Leben, Ruhe, Bedächtigkeit und Gelassenheit – und sie lebt meistens am Strand.

Optimal. Gönnen Sie sich doch einen mentalen Kurzurlaub, indem Sie sich vorstellen, an einem wunderschönen Strand zu sein, und lassen Sie sich von dieser wundersamen Atmosphäre berauschen.

Ruhe und Gelassenheit erfüllen mich und bestimmen mein Dasein.

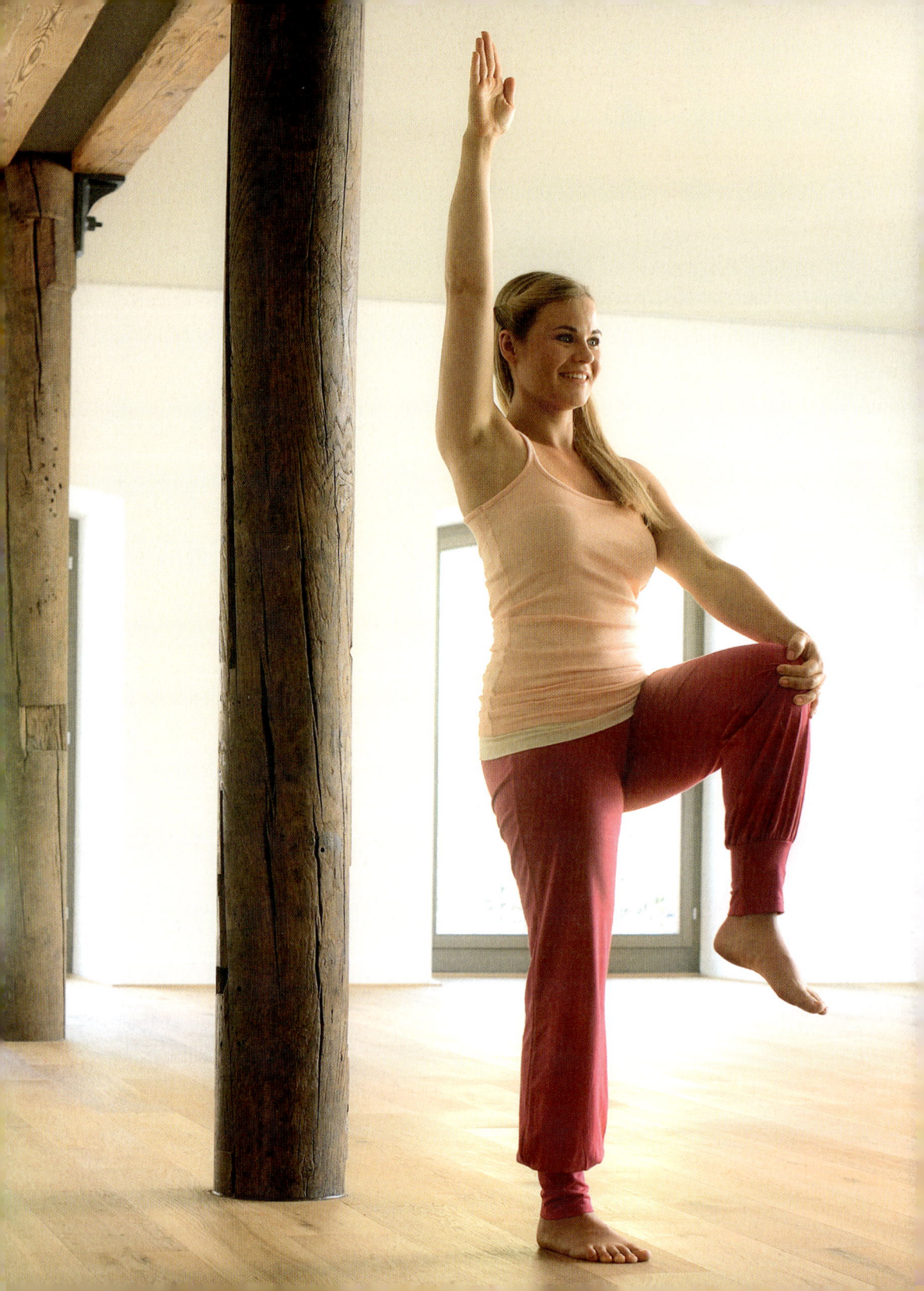

Übungsfolgen für den ganzen Rücken

Diese Übungsfolgen kräftigen den ganzen Körper. Zudem werden Energien aktiviert, die Ihnen neue Antriebskraft verleihen und zur Entspannung im Alltag verhelfen.

RückenYoga für den ganzen Körper

Hier werden Rumpf sowie Arme und Beine gekräftigt. Denn die gesamte Muskulatur trägt zu einem gesunden Rücken bei. Zugleich werden Ihre Gelenke wieder beweglicher.

Ganzheitliches Training

Auf den folgenden Seiten finden Sie drei ganzheitliche Übungsfolgen. Ganzheitlich heißt, dass die Muskulatur des Rückens, der Körperseiten, der Rumpfvorderseite und des Halses sowie der Beine und Arme gekräftigt wird. Laut Forschung sind starke Arme und Beine und eine gekräftigte Rumpfmuskulatur – insbesondere des Bauches – eine wichtige Voraussetzung für einen gesunden Rücken.

Zusätzlich wird in einer ganzheitlichen Übungsfolge der Beweglichkeit der Gelenke großen Wert beigemessen, was den Blut- und Lymphfluss sowie die Nerven- und Energiebahnen aktiviert.

Jede Folge basiert auf dem Konzept des RückenYoga: Die Muskeln und Bänder entlang der Wirbelsäule werden zu-

erst gelockert und gedehnt. Durch die Dehnung entsteht Raum für die Bandscheiben und die aus der Wirbelsäule austretenden Nervenbahnen; darüber hinaus werden die Durchblutung und der Stoffwechsel aktiviert. Die darauffolgenden rückenstärkenden Übungen wirken sehr effizient und können Ihnen sogar den Gang ins Fitnessstudio ersparen. In der letzten Stellung zur Entspannung entfaltet sich die volle Wirkung der vorangehenden Bewegungen und Haltungen. Geben Sie der Schlussentspannung also immer genügend Zeit und Raum.

Es ist auch hier wichtig, dass Sie sich nach einer Übungsfolge kräftig durchstrecken, damit Sie wieder voller Energie Ihren Alltagstätigkeiten nachgehen können.

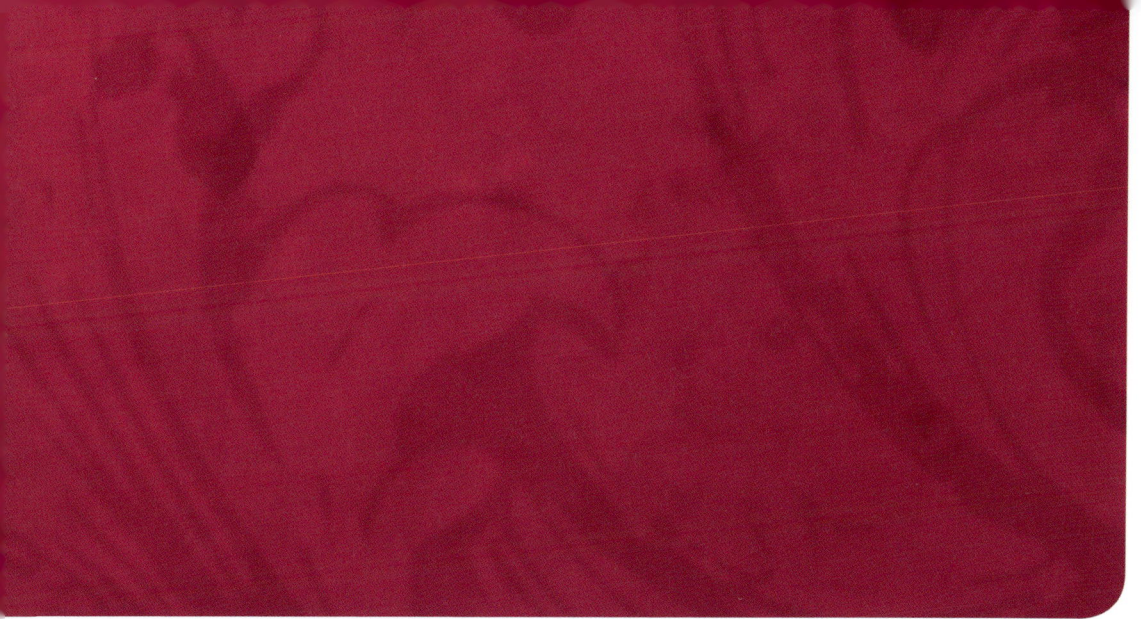

Die erste Übungsfolge eignet sich hervorragend als Morgenprogramm, da alle Übungen im Stand durchgeführt werden – und anregend wirken. Die zweite ist mittags, zwischendurch oder nach einem langen Arbeitstag zu empfehlen. Sie hilft zudem – unter vielem anderen –, mentale und emotionale Spannungen abzubauen. Die dritte eignet sich besonders abends, um sich vor dem Schlafengehen nochmals genüsslich zu dehnen, zu bewegen und zu entspannen. Diese Übungsfolge wird hauptsächlich gemütlich im Liegen praktiziert.

Sie haben also die Wahl und können ganz nach Ihren Bedürfnissen üben. Machen Sie doch daraus ein tägliches Ritual, das Sie, wie die morgendliche Dusche, bald nicht mehr missen möchten – weil Sie sich dadurch schlicht und einfach wohler, entspannter und auf allen Ebenen frischer fühlen.

Die Mantras in den folgenden Übungsreihen beziehen sich auf unsere innere Einstellung, mit der wir dem Alltag im Besonderen und dem Leben im Allgemeinen begegnen wollen.

Übungsfolge, um frisch in den Tag zu starten

Sind Sie morgens etwas steif und brauchen Zeit, um in die Gänge kommen? Diese Übungsfolge regt den Kreislauf an und fördert die Beweglichkeit.

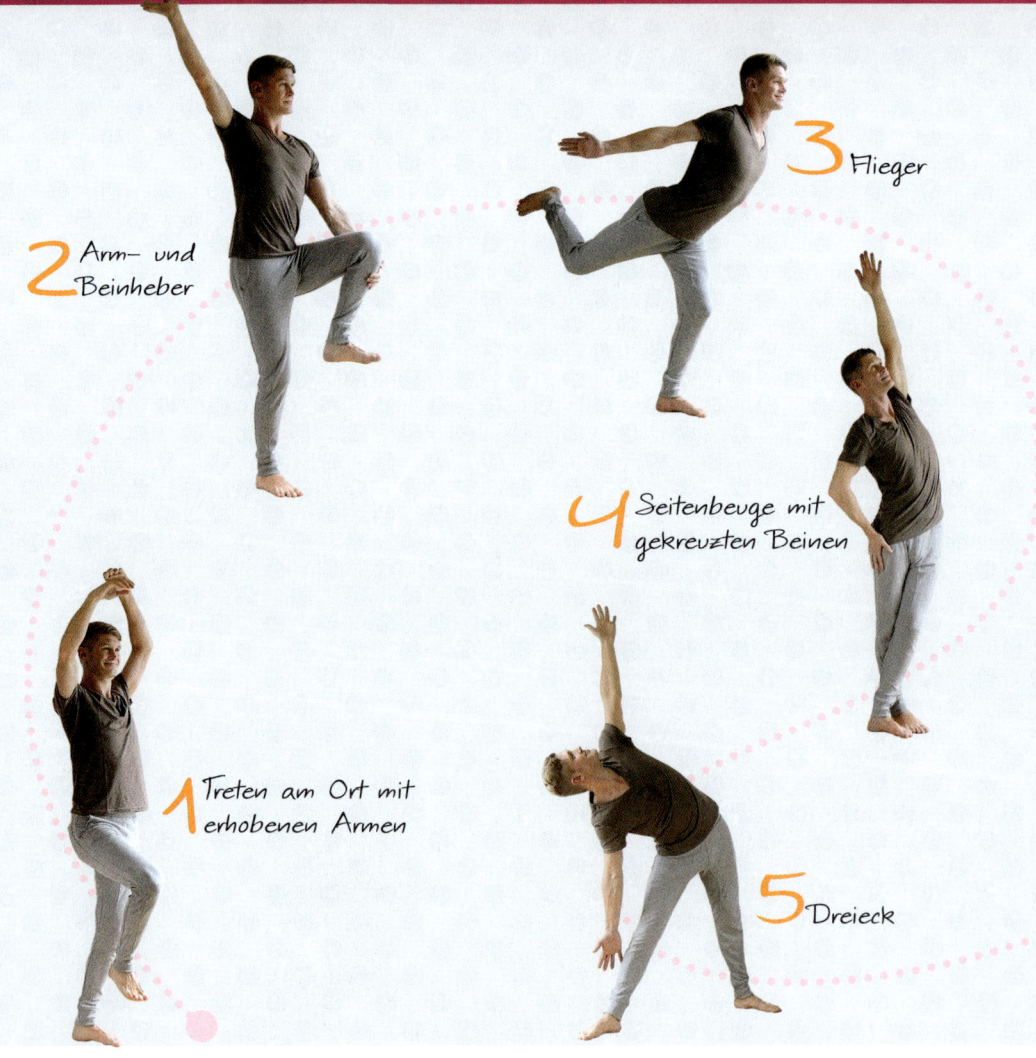

2 Arm– und Beinheber

3 Flieger

4 Seitenbeuge mit gekreuzten Beinen

1 Treten am Ort mit erhobenen Armen

5 Dreieck

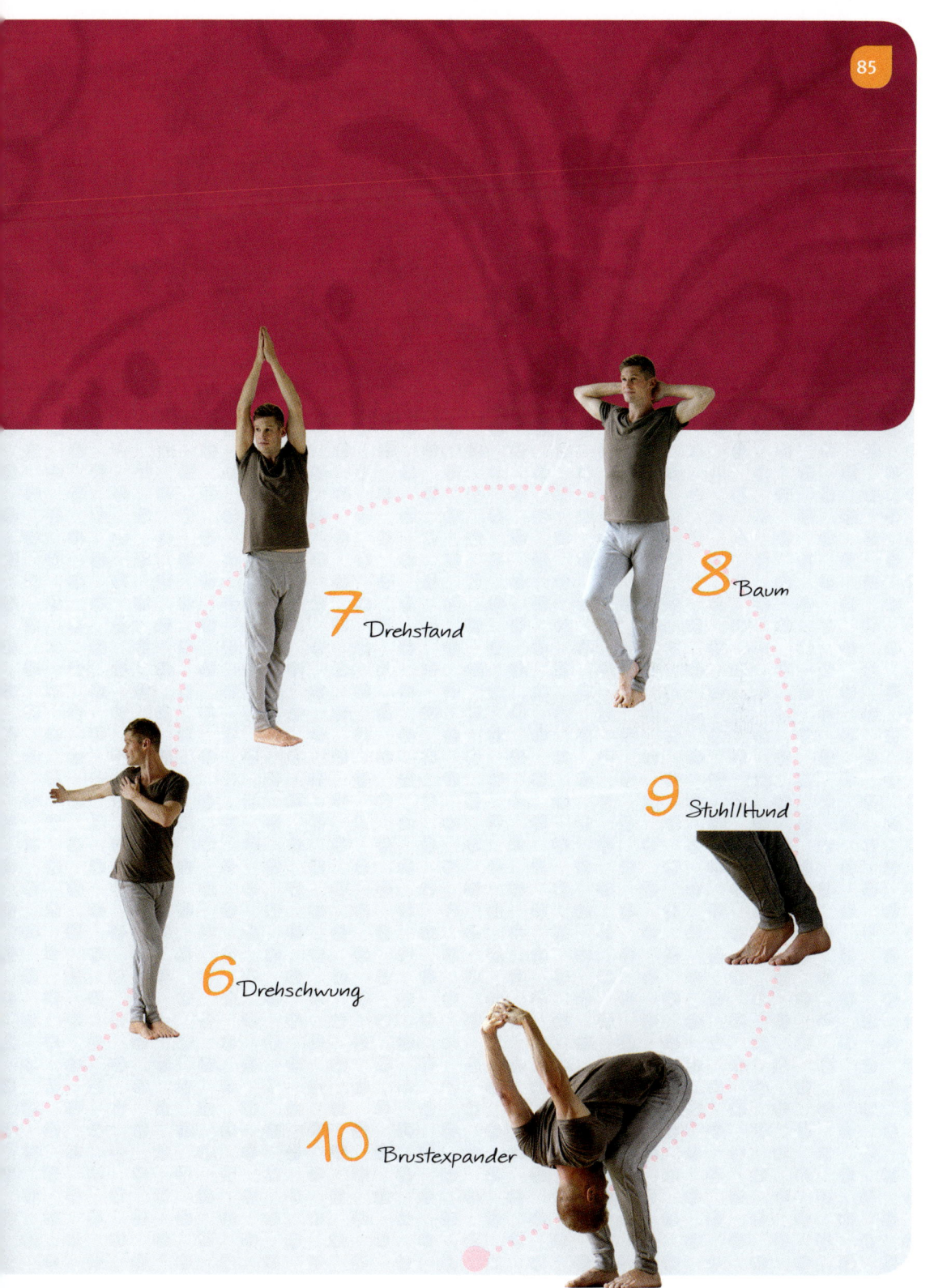

7 Drehstand

8 Baum

9 Stuhl / Hund

6 Drehschwung

10 Brustexpander

Übungsfolge, um frisch in den Tag zu starten

Alle Übungen werden im Stand ausgeführt und können in einem flotten Rhythmus angegangen werden. Das weckt Ihre Lebensgeister und gibt Ihnen Kraft für den ganzen Tag.

Sind Sie ein notorischer Morgenmuffel, dann schieben Sie eine doppelte Menge Seitenbeugen ein. Damit aktivieren Sie den Gallenblasenmeridian, der in der chinesischen Medizin als der innere Antreiber gilt. Durch die Körperseiten verläuft zudem auch der Kreislaufmeridian, der, wenn aktiv, zu niedrigen Blutdruck ansteigen lässt. In den Rückbeugen, hier Flieger und Stuhl, werden die Nebennieren angeregt, die das Adrenalin produzieren. Dieses Hormon ist morgens günstig, da es anregend wirkt und die Lust weckt, etwas zu wagen und anzupacken.

In die Gänge kommen

Laut Gehirnforschung weckt kräftiges Händereiben die Lebensgeister, gibt geistige Frische und hebt die Stimmung. Reiben Sie nicht nur die Handinnenflächen, sondern auch die Handrücken und -seiten. Weiter können Sie den ganzen Körper systematisch, locker und beschwingt abklopfen – Sie fangen oben beim Schädeldach an und los geht es – Kopf, Hals, Rücken, Vorderseite, Arme, Beine, Füße … es wirkt sogar, wenn Sie den Körper dabei kaum berühren, also nur sachte klopfen. Nach dem Klopfen den Körper mit den Händen kurz abstreifen, als wollte man Wassertropfen abschütteln.

Treten am Ort mit erhobenen Armen

Diese Übung wärmt Ihren ganzen Körper auf und kurbelt den Kreislauf an. Denken Sie an die schönen Dinge des Tages und lächeln Sie dabei! Lockert bewusste, aber auch unbewusste, tiefer liegende Verspannungen, besonders im Nacken, und massiert die Bandscheiben.

Praxis

1. Stellen Sie sich mit hüftbreit geöffneten Füßen aufrecht hin und strecken Sie die Arme nach oben. Lassen Sie dabei die Hände locker hängen.
2. Beginnen Sie nun, an Ort und Stelle locker zu marschieren und bewegen Sie dabei Ihr Becken von einer Seite zur anderen. Schwingen Sie auch Arme und Schultern mit (Bild unten).
3. Gehen Sie so einige Minuten, bis Sie sich locker und beschwingt fühlen und Ihr Schulterbereich allmählich angenehm müde wird – lassen Sie es zu.

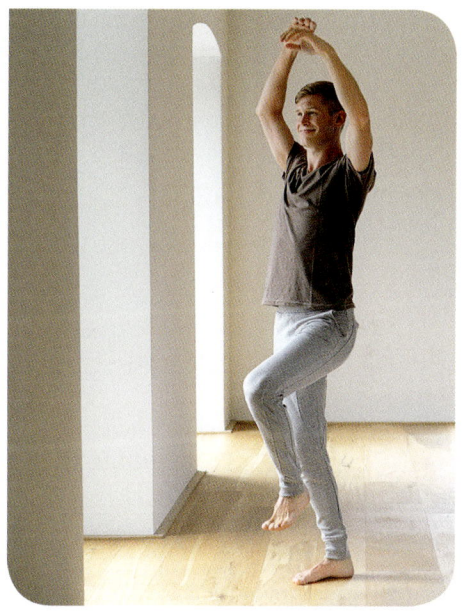

Optimal. Ihr ganzer Körper darf in Schwingung versetzt werden.

Variante A. Vielleicht ist Ihnen auch nach Hüpfen zumute. Tun Sie es!

Variante B. Dabei nur einen Arm nach oben halten, den andern hängen lassen. Oder die Arme während des Tretens locker nach allen Seiten bewegen.

Variante C. Beine während des Tretens etwas weiter nach oben anheben oder mit X- oder O-Beinen treten. Natürlich kann dies auch mit Variante B kombiniert werden.

Ich freue mich heute auf die schönen Momente.

Arm- und Beinheber

Löst Verspannungen im unteren Rücken sowie in den Schultern und stärkt die Bänder entlang der Wirbelsäule. Aktiviert den Gleichgewichtssinn, der sich auch positiv auf die Gehirntätigkeit auswirkt.

Praxis

1. Stellen Sie sich aufrecht hin, die Füße hüftbreit auseinander.
2. Winkeln Sie beim Einatmen ein Bein nach oben an und umfassen Sie es mit der Hand. Gleichzeitig heben Sie den Arm auf der Gegenseite nach vorn an und bringen ihn in großem Bogen vorbei am Ohr so weit wie möglich nach hinten (Bild rechts).
3. Mit dem Ausatmen führen Sie den Arm wieder nach vorn, lassen das Knie los und stellen das Bein ab. Kommen Sie in den Stand zurück.
4. Führen Sie 6 bis 12 Wiederholungen pro Seite aus.

Optimal. Lassen Sie den Arm möglichst locker nach hinten sinken, ziehen Sie jedoch das Knie kraftvoll an.

Durchhaltevermögen und Flexibilität bestimmen meinen Tag.

◆ **Variante A:** Diagonal üben, indem der rechte Arm das linke Knie umfasst, usw.

◆ **Variante B:** Überkreuzübung, welche im Besonderen die Gehirntätigkeit anregt: Mit dem rechten Ellenbogen das linke Knie berühren usw.

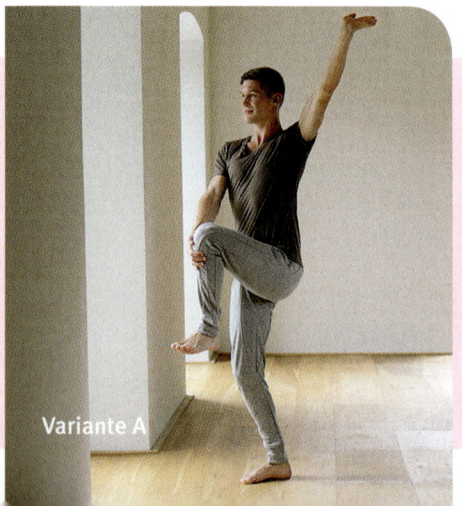

Variante A

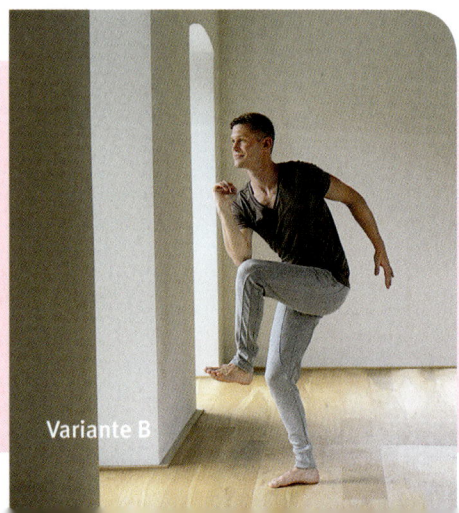

Variante B

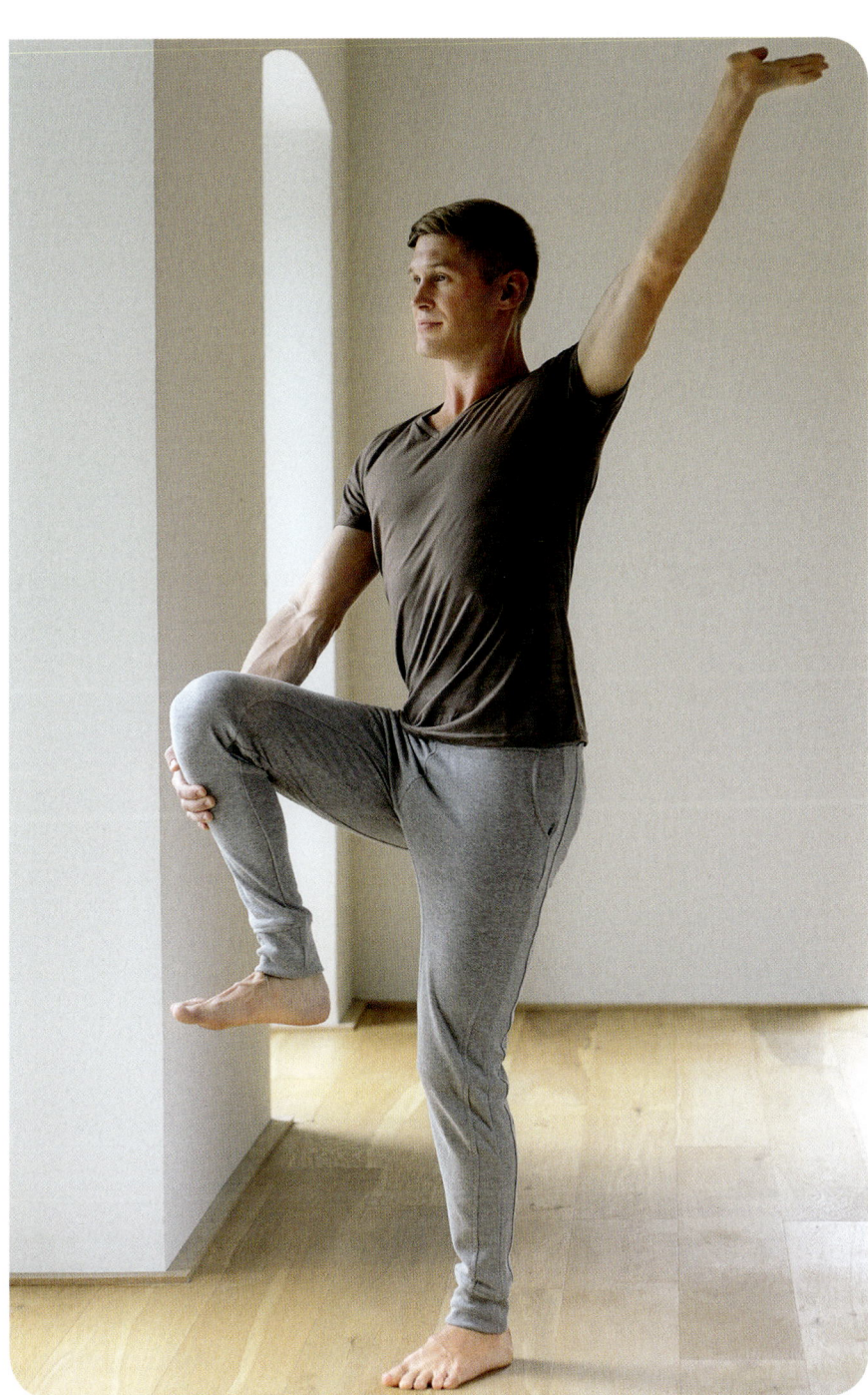

VARIANTEN

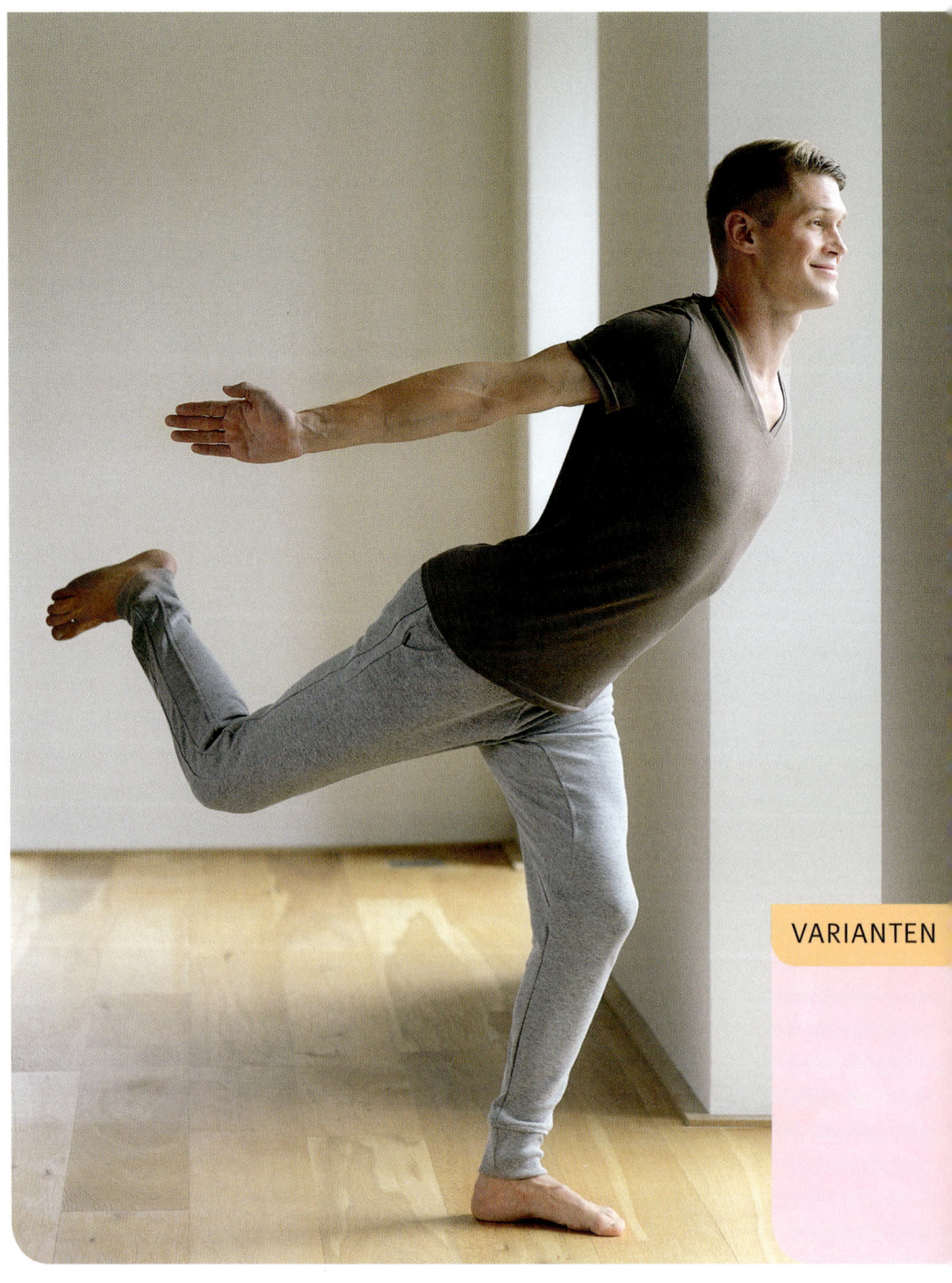

VARIANTEN

Flieger

Stärkt die Beine, insbesondere die Bänder der Kniegelenke. Dehnt und öffnet im Brustbereich und bringt Kraft und Bewegung in den mittleren Rücken. Zudem wird die Nackenmuskulatur gekräftigt.

Praxis

1. Machen Sie aus dem aufrechten Stand mit einem Bein einen Schritt nach vorn und beugen Sie das Knie. Neigen Sie den Oberkörper leicht nach vorn. Legen Sie die Handflächen aneinander und strecken Sie die Arme nach vorn unten. Die Ferse des hinteren Beins ist angehoben.
2. Mit dem Einatmen das hintere Bein anheben. Strecken Sie nun die Arme zu den Seiten aus, rollen Sie die Schultern nach hinten unten und führen Sie die Schulterblätter zueinander. Die Handflächen zeigen nun nach außen, die Finger sind gestreckt (Bild links).
3. Mit dem Ausatmen senken Sie die Arme und das Bein wieder ab.
4. Führen Sie 6 Wiederholungen pro Seite aus.

Optimal. Lassen Sie das Standbein so weit gebeugt, dass Sie Ihre Fußspitzen nicht mehr sehen können. In der Endposition bildet Ihr Körper vom Scheitel bis zur Ferse des angehobenen Beines eine Linie.

Offenheit und Toleranz sind mein heutiges Motto.

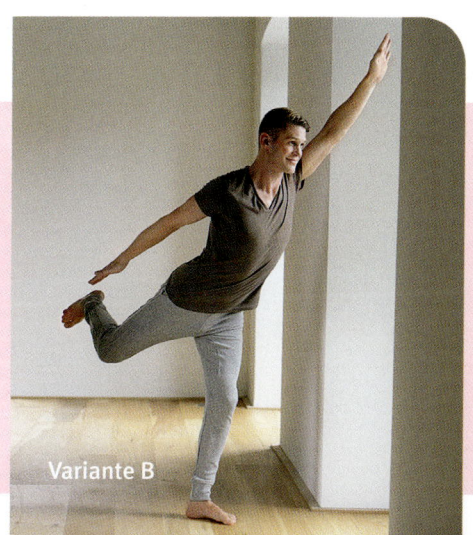

Variante B

◆ **Variante A:** In der Endposition verharren und Hand- und Fußgelenke kreisen.

◆ **Variante B:** Den einen Arm nach vorne und oben, den anderen Arm nach hinten schwingen.

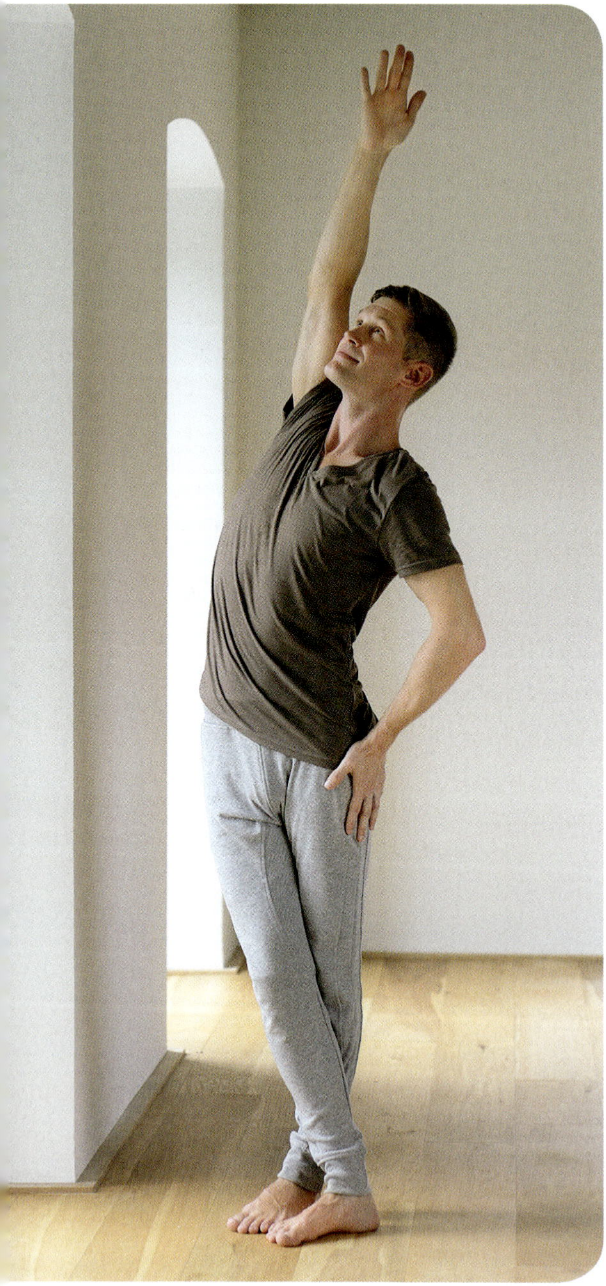

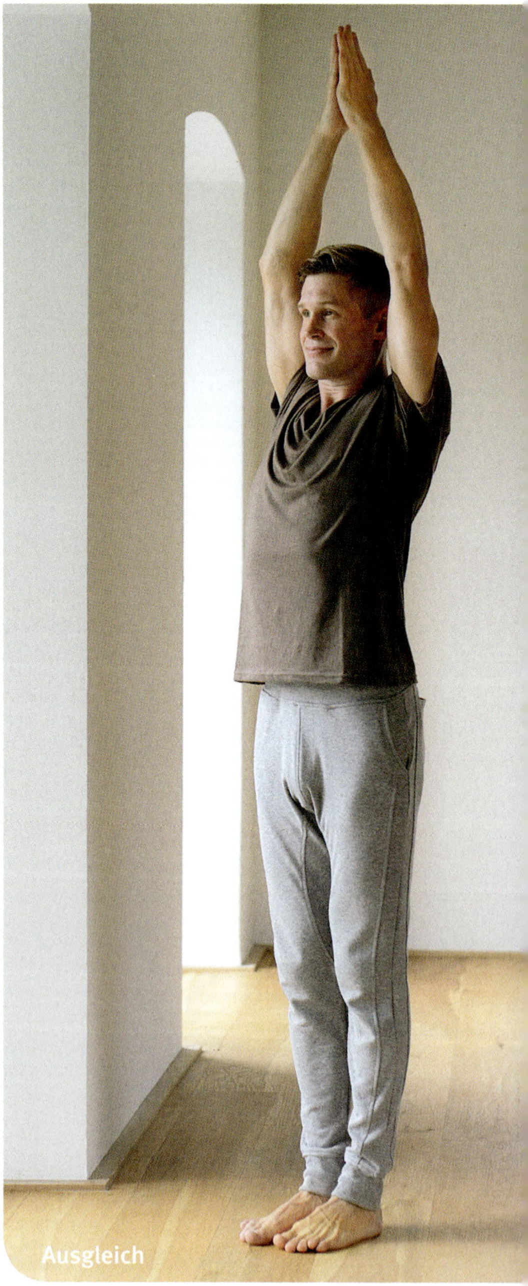

Ausgleich

Seitenbeuge mit gekreuzten Beinen

Dehnt die eine Seite und gleichzeitig wird die Gegenseite sanft gepresst. Das Dehnen und Pressen im Wechsel regt den Durchfluss des Blutes und der Lymphen an und aktiviert deren Energien.

Praxis

1. Kreuzen Sie aus dem lockeren Stand mit dem rechten Bein das linke und stellen Sie den Fuß ab. Pressen Sie die linke Handfläche fest an die Oberschenkelaußenseite des linken Beins.
2. Mit dem Einatmen führen Sie den rechten Arm über die Seite gestreckt nach oben.
3. Halten Sie kurz den Atem an, strecken Sie sich dabei kräftig und beugen Sie den Oberkörper dann nach links. Ihren Blick richten Sie nach schräg oben (Bild links).
4. Beim Ausatmen richten Sie sich wieder auf und senken den rechten Arm ab.
5. Führen Sie 4 Wiederholungen pro Seite aus.

Optimal. In der Endstellung ist der Körper bis in die Fingerspitzen durchgestreckt.

Ausgleich. Strecken Sie beide Arme nach oben, legen Sie die Handflächen aneinander und dehnen Sie sich kräftig (Bild rechts).

Wie ein Grashalm bewege ich mich im Wind und richte mich danach wieder auf.

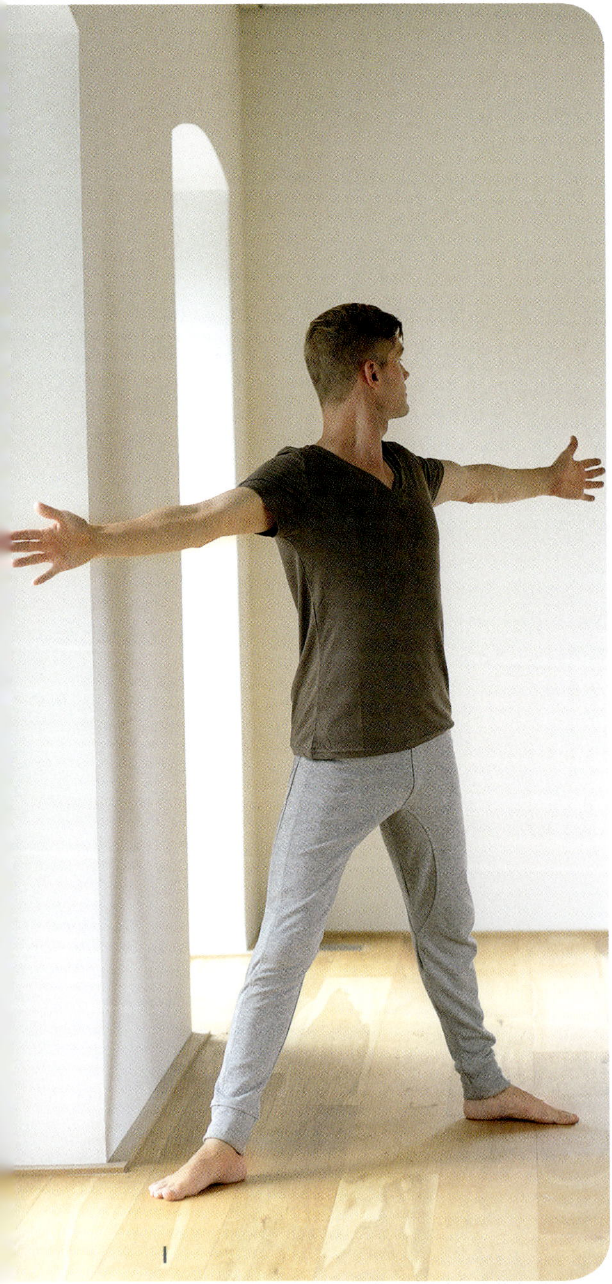

I

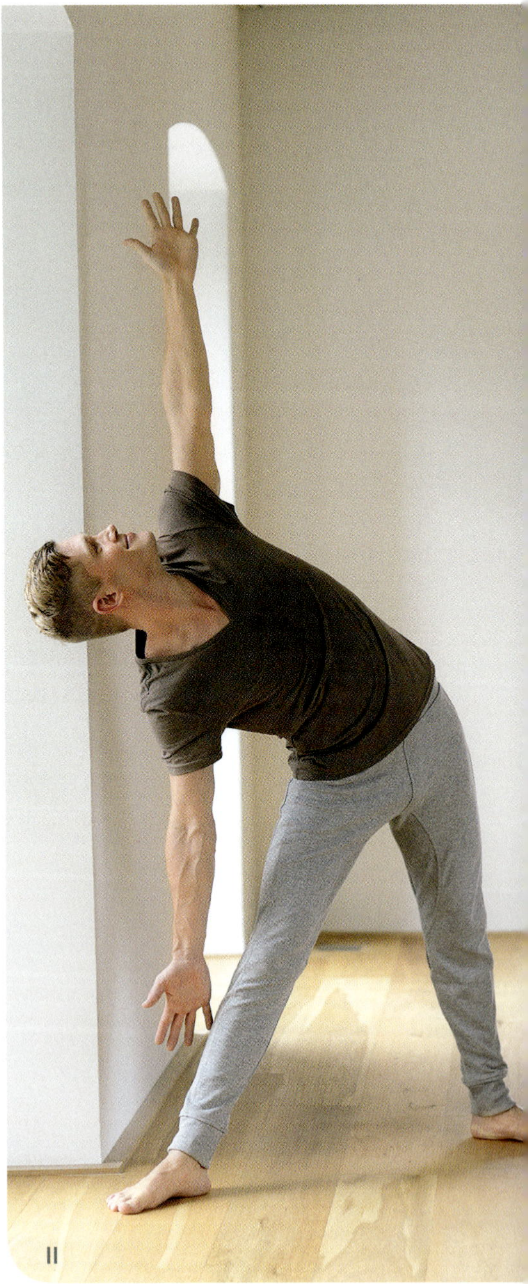

II

Dreieck

Fördert die Stabilität und Koordination und kräftigt die tiefer liegende Rumpfmuskulatur, besonders im Bereich des Solarplexus.

Praxis

1. Stellen Sie sich aufrecht mit gegrätschten Beinen hin.
2. Einatmen: Heben Sie die Arme seitlich an bis auf Schulterhöhe, drehen Sie den rechten Fuß nach rechts und drücken die linke Schulter nach hinten. Den Kopf nach links drehen (Bild I).
3. Atem anhalten: Drehen Sie sich wie eine Scheibe nach rechts, der rechte Arm geht dabei in Richtung des rechten Fußes. Atmen Sie weiter und halten Sie die Stellung für einige Atemzüge (Bild II).
4. Ausatmen: Senken Sie den oberen Arm, stützen Sie sich auf dem rechten Oberschenkel auf und richten Sie sich auf.

Optimal. Arme und Beine sind gestreckt, die Handinnenflächen weisen nach vorne.

Ausgleich. Zum Schluss beide Arme nach oben führen, Handflächen aneinander legen und sich kräftig nach oben strecken.

Seite wechseln und die Stellung auf der anderen Seite gleich lang halten.

Ich vertraue meinem inneren Halt.

Drehschwung

Diese Übung ist eine exzellente Massage für das Herz. Durch das Dehnen und Zusammendrücken, das durch die Armführung auf Höhe des Brustbeins entsteht, wird der Herzmuskel im positiven Sinn geknetet und damit die Durchblutung gefördert. Auch der mittlere Rücken, insbesondere die Wirbelgelenke und die Zwischenrippenmuskulatur, wird gelockert und mobilisiert.

Praxis

1. Nehmen Sie einen aufrechten, lockeren Stand ein und kreuzen Sie mit dem rechten Bein das linke. Setzen Sie den rechten Fuß neben dem linken ab. Legen Sie die linke Handfläche rechts neben dem Brustbein ab.
2. Heben Sie mit dem Einatmen den rechten Arm auf Brusthöhe seitlich an und ziehen Sie ihn nach hinten. Der Oberkörper dreht dabei mit (Bild I).
3. Halten Sie den Atem an und führen Sie den gestreckten Arm wieder nach vorn und zur linken Seite. Auch hier dreht sich der Oberkörper mit (Bild II).
4. Mit dem Ausatmen kommen Sie zur Mitte zurück und senken den Arm ab.
5. Wechseln Sie die Beinstellung und führen Sie 4 Wiederholungen pro Seite aus.

Optimal. Spielen Sie mit Ihrer Drehgrenze. Versuchen Sie, mit jeder Wiederholung etwas weiter zu kommen. Drehen Sie sich so weit wie möglich und verharren Sie jeweils für einen Moment in der Endposition.

Ausgleich. Lösen Sie die gekreuzten Beine. Nehmen Sie beide Arme über den Kopf, legen Sie die Handflächen aneinander und strecken Sie sich kräftig nach oben.

Ich wahre meinen Raum und fülle ihn aus.

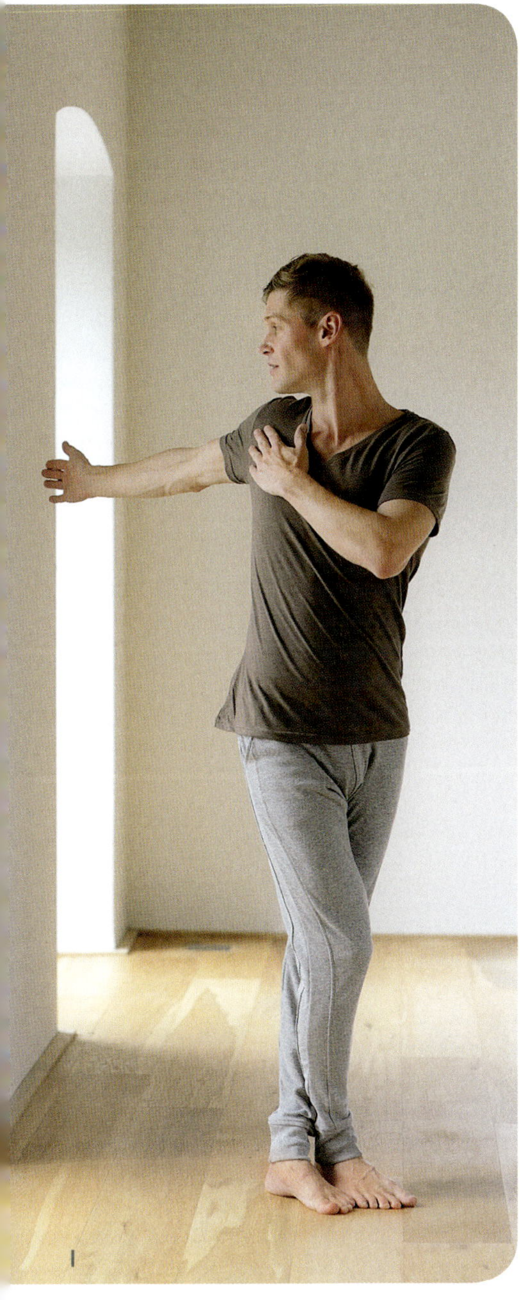

I

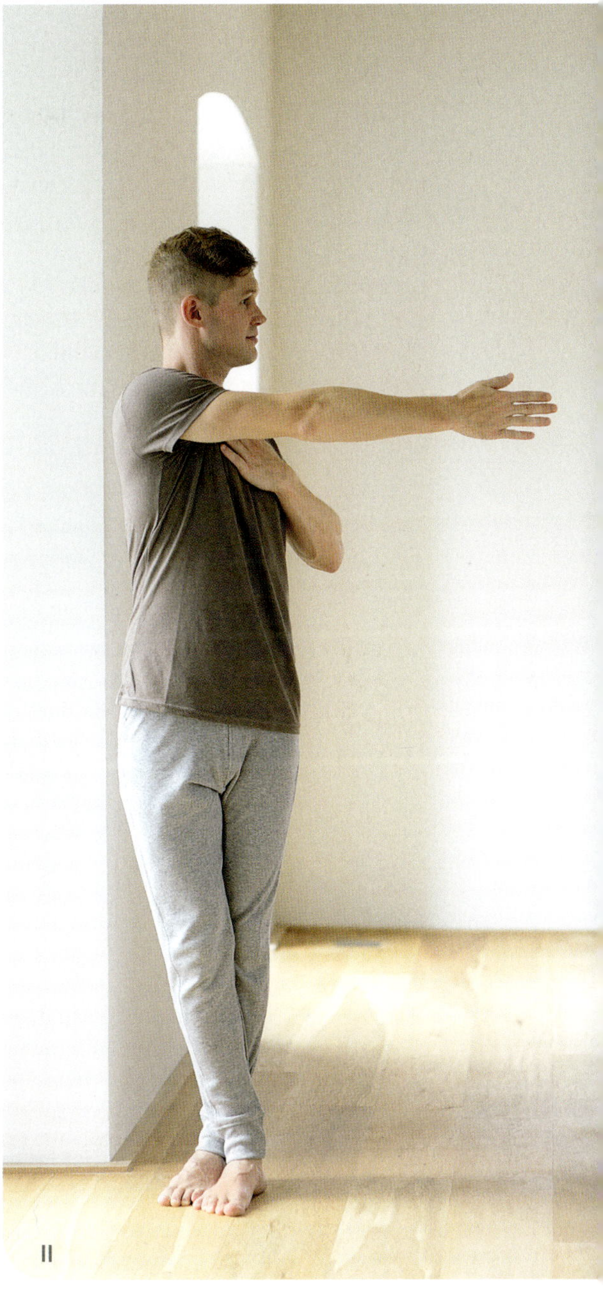

II

Drehstand

Stärkt und mobilisiert die ganze Rumpfmuskulatur und aktiviert die Spannkraft der vielen Bänder und Muskeln, die direkt an der Wirbelsäule entlang verlaufen.

Praxis

1. Stellen Sie sich mit geschlossenen Füßen aufrecht hin. Halten Sie die Hände in Gebetshaltung vor dem Brustbein.
2. Atmen Sie ein und führen Sie die Arme nach oben über den Kopf.
3. Halten Sie kurz inne und strecken Sie sich zu Beginn kräftig. Dann drehen Sie den Oberkörper zur Seite und bleiben für 3 bis 4 Atemzüge in dieser Stellung (Bild rechts).

4. Mit dem Ausatmen kehren Sie zur Mitte zurück und senken die Arme wieder in Gebetshaltung vor das Brustbein ab.
5. Drehen Sie sich nun zur anderen Seite.

Optimal. Drehen Sie sich erst zur Seite, wenn Sie sich zuvor durchgestreckt haben.

Ausgleich. Räkeln und strecken Sie sich zum Ausgleich am Ende der Übung.

Ich lasse Umsicht walten.

◆ Überkreuzt üben: Kreuzen Sie das rechte Bein über das linke, und kreuzen Sie den rechten Arm über den linken so, dass Sie die Handflächen aneinander legen können. Drehen Sie sich nun zur rechten Seite.

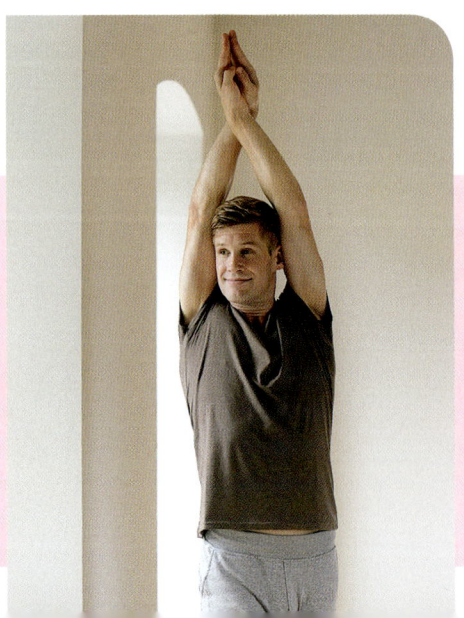

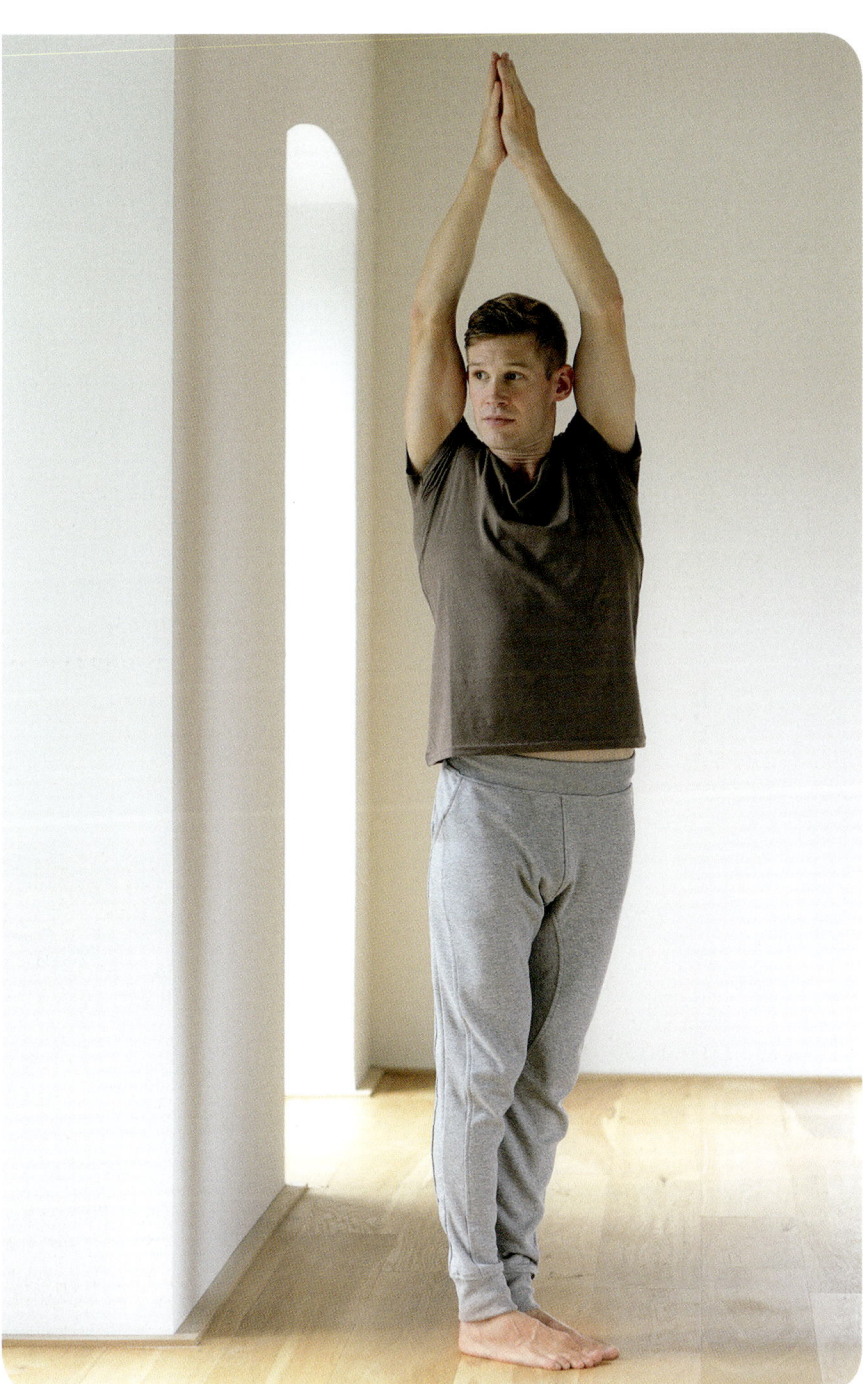

VARIANTE

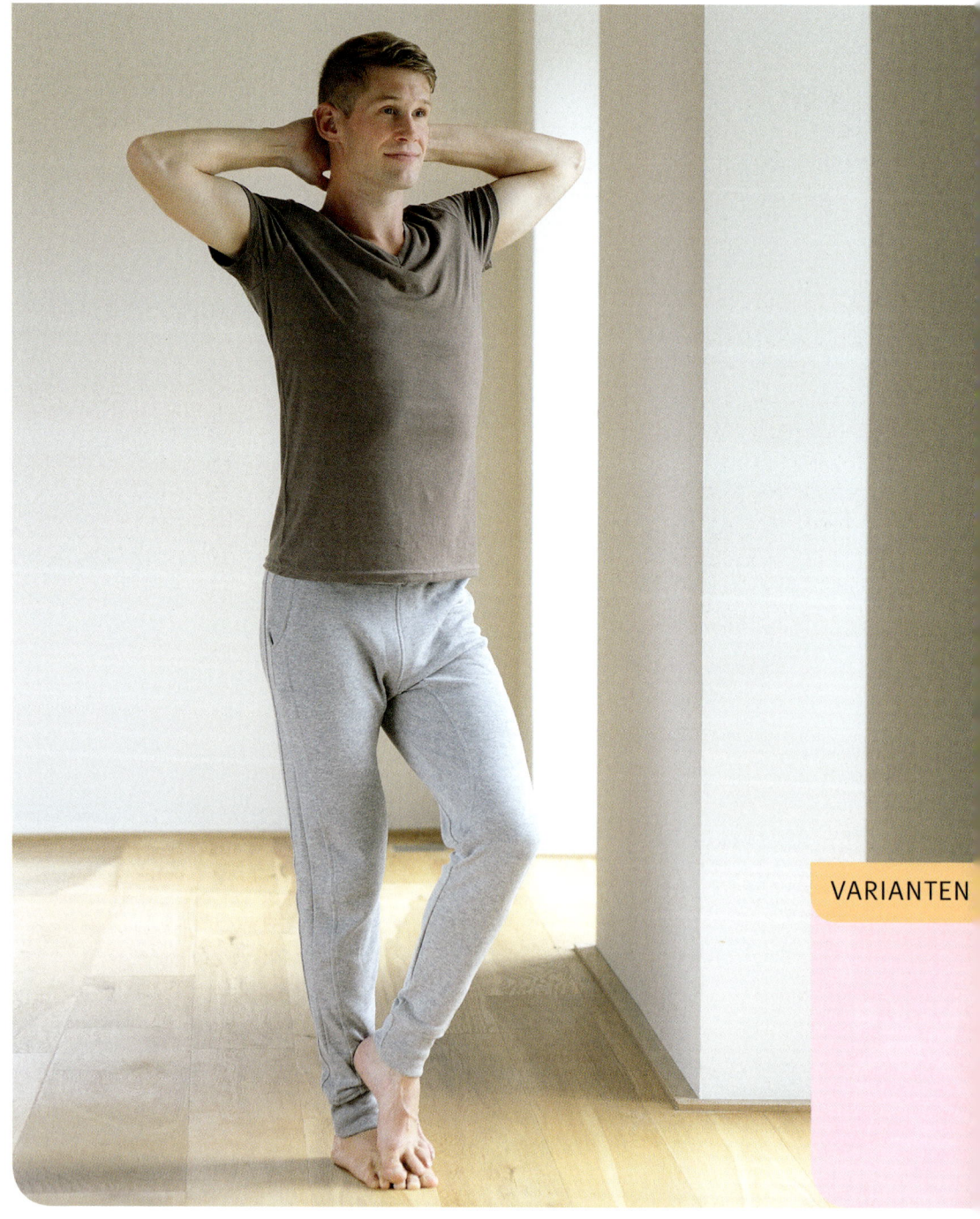

VARIANTEN

Baum

Stärkt die Beine und die Schultern und öffnet den Brustbereich. Streckt die Wirbelsäule und verbessert die aufrechte Haltung und die Atmung im oberen Lungenbereich, der zuständig ist für geistige Frische. Die Handhaltung synchronisiert die rechte und linke Gehirnhälfte.

Praxis

1. Stellen Sie sich aufrecht hin. Verschränken Sie die Finger und legen Sie die Hände so an den Hinterkopf. Die Ellenbogen zeigen nach außen.
2. Stellen Sie einen Fuß auf den anderen und verweilen Sie für 10 bis 20 Atemzüge in dieser Position (Bild links).
3. Wechseln Sie nun die Fußstellung sowie die Verschränkung der Finger. Fällt Ihnen auf, wie Sie spontan die Finger immer gleich verschränken? Das ist Ihre gewohnte Seite. Verschränken Sie nun die Finger in der für Sie ungewohnten Weise.

Optimal. Richten Sie sich mit jedem Atemzug immer wieder auf, indem Sie beim Einatmen das Brustbein etwas nach vorn schieben. Halten Sie die Bauchdecke etwas angespannt, damit kein Hohlkreuz entsteht.

Ich ruhe in meiner Mitte.

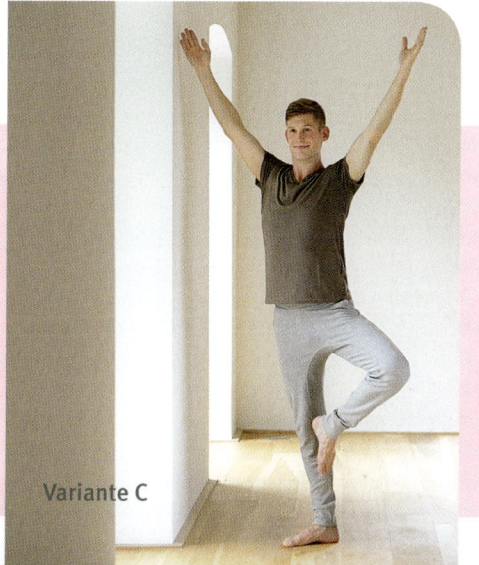

Variante C

◆ **Variante A:** Fuß an der Innenseite des Unterschenkels, des Knies oder des Oberschenkels ansetzen.
◆ **Variante B:** Fäuste am Hinterkopf ansetzen.
◆ **Variante C:** Den einen Fuß an der Innenseite des Knies anlegen, die gegrätschten Arme nach oben strecken.

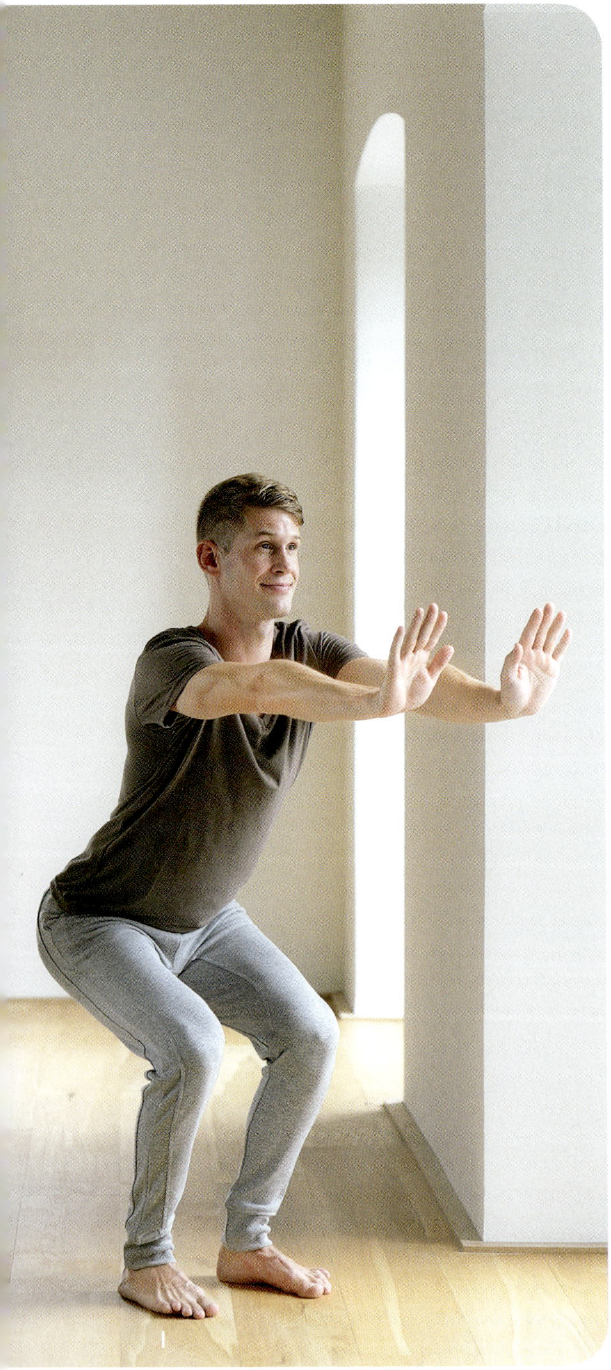

I

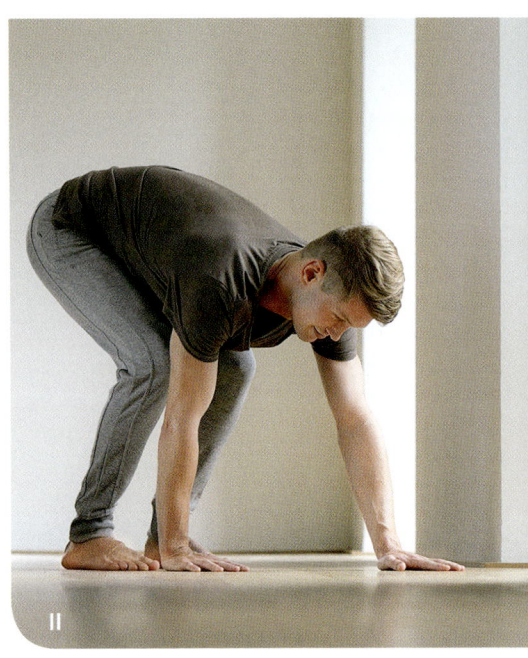

II

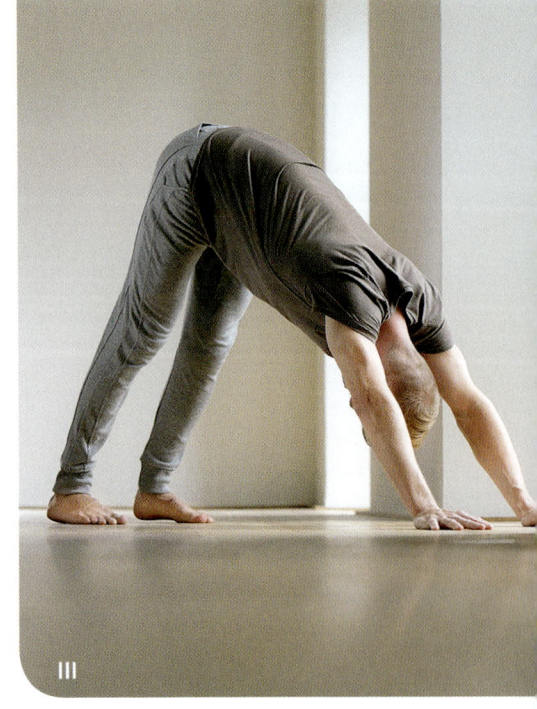

III

Stuhl/Hund

Stärkung der Beine, der Kniebänder, des ganzen Rückens,
der Schultern, der Arme und der Ellenbogen.

Praxis

1. Stellen Sie im lockereren Stand die Füße hüftbreit auseinander und strecken Sie die Arme nach vorne. Nun stellen Sie sich vor, sich auf einen Stuhl zu setzen und verbleiben einige Atemzüge lang in dieser Stellung.
2. Ausatmen: Die Hände zu Fäusten ballen.
3. Einatmen: Hände öffnen und Finger spreizen (Bild I).
4. Mehrmals wiederholen.
5. Danach beugen Sie sich nach vorne, legen den Oberkörper auf die Oberschenkel, wandern mit den Händen nach vorne (Bild II) und kommen in die Hundestellung (Bild III). Auch diese Stellung eine Weile halten.
6. Mit Hilfe der „schreitenden" Hände kommen Sie zurück, legen den Oberkörper wieder auf den Oberschenkeln auf, stützen Ihre Hände auf den Knien auf und richten sich langsam wieder auf.

Optimal. Im Hund das Gesäß kräftig Richtung Decke hochstrecken und den Kopf locker hängen lassen. Beim Ausatmen im Hund Bauchdecke kräftig anziehen und beim Einatmen wieder lösen. Einzigartiger Effekt: lockert das Sakralgelenk.

Variante A. Im Hund Knie beugen und strecken.

Variante B. Im Hund Gewicht im Wechsel auf rechten Fuß und rechte Hand sowie linken Fuß und linke Hand verlagern.

Variante C. Im Hund Füße kreuzen, mit dem hinteren Bein einen großen Kreis ziehen, den Fuß wieder kreuzweise neben den anderen stellen. Nun mit dem anderen Bein einen Kreis ziehen usw.

Ich zeige Rückgrat!

Brustexpander

Löst Verspannungen im oberen und mittleren Rücken und weitet den Brustbereich. Wirkt sich positiv auf die Nebennieren aus, reguliert die Adrenalinproduktion und hilft somit bei Ängsten (zu wenig Adrenalin) und Aggressionen (zu viel Adrenalin).

Praxis

1. Stellen Sie sich aufrecht hin, die Füße stehen hüftbreit auseinander.
2. Beugen Sie die Knie, verschränken Sie die Hände hinter dem Rücken, strecken Sie die Arme durch und pressen Sie dabei die Schulterblätter so weit wie möglich zusammen.
3. Beugen Sie den Oberkörper so weit nach vorn, dass der Oberkörper auf den Oberschenkeln liegt. Strecken Sie gleichzeitig die Arme über den Kopf oder sogar nach vorn (Bild links).
4. Bleiben Sie für 6 bis 12 Atemzüge in dieser Haltung.

Entspannen Sie sich nach dieser Übung, indem Sie den Oberkörper auf die Oberschenkel legen und Kopf und Arme locker hängen lassen (Bild rechts).

Richten Sie sich wieder auf und schicken Sie ein aufmunterndes Lächeln jedem einzelnen, dem Sie heute voraussichtlich begegnen werden. Schwierigen Zeitgenossen schicken Sie zusätzlich einen guten Gedanken … – das kann Wunder wirken!

Optimal. Sie können sich bei der entspannten Haltung am Ende auch eine gerollte Decke oder ein Kissen zwischen Oberschenkel und Bauch klemmen. Heben Sie beim Hochkommen zuerst den Kopf an. So fällt Ihnen das Aufrichten leichter.

Ich stehe für mich selbst ein und vertraue meinem Herzen.

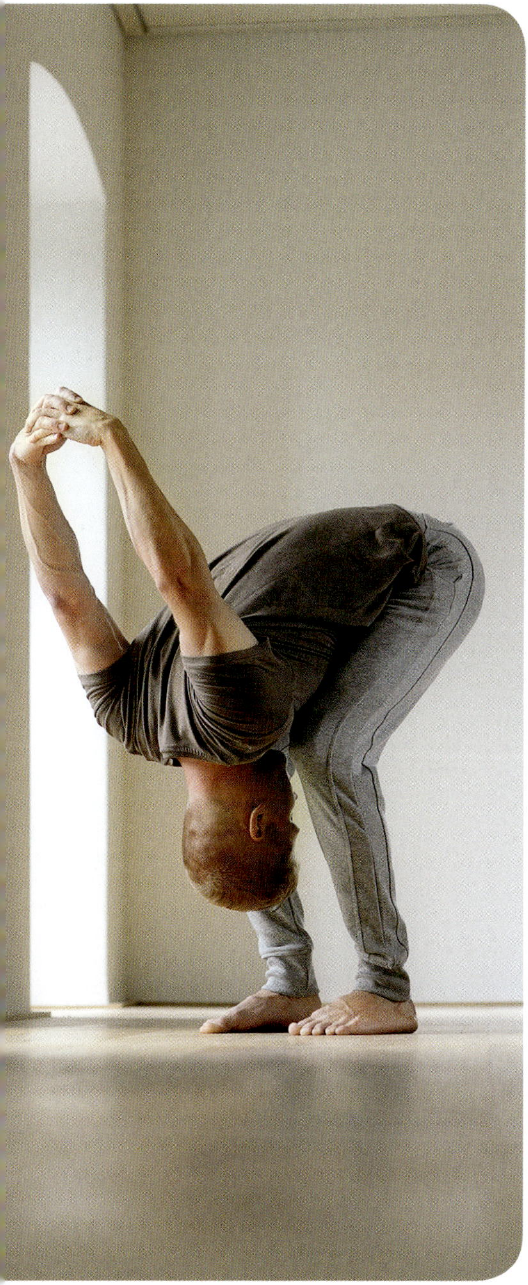

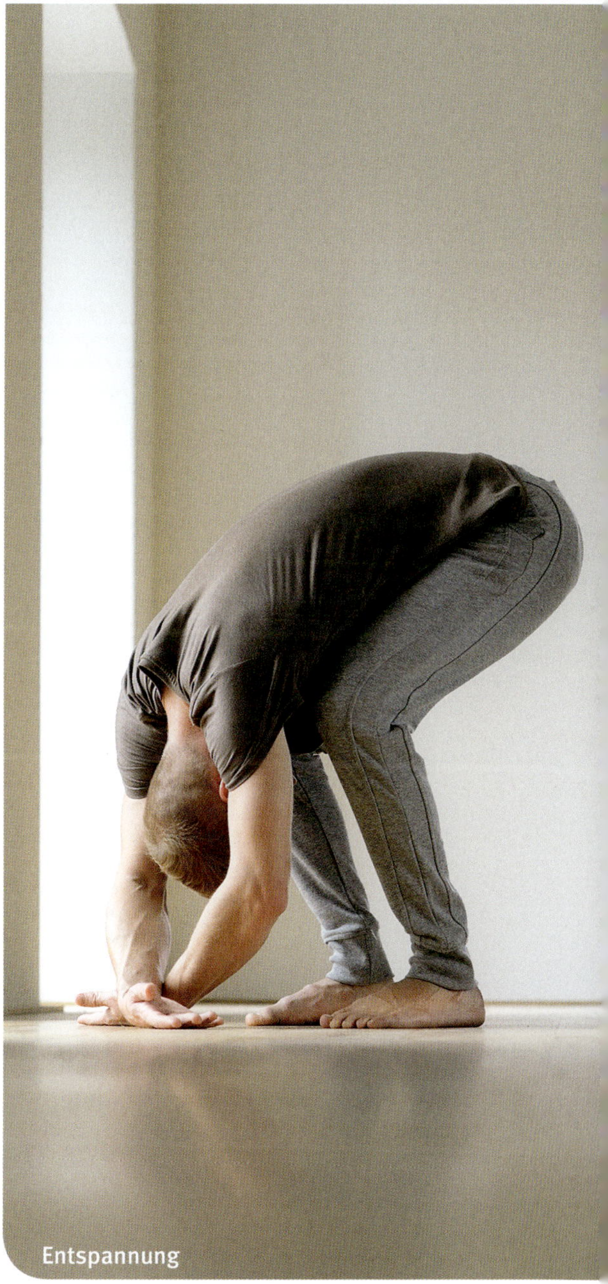

Entspannung

Übungsfolge zum Dampf ablassen und Auftanken

Hier geht es darum, Spannungen abzubauen, verbrauchte Energie loszuwerden, die Willenskraft zu stärken und neue Kraft zu sammeln. Fühlen Sie die Erdverbundenheit, die Ihnen Standfestigkeit und Sicherheit zurückgibt.

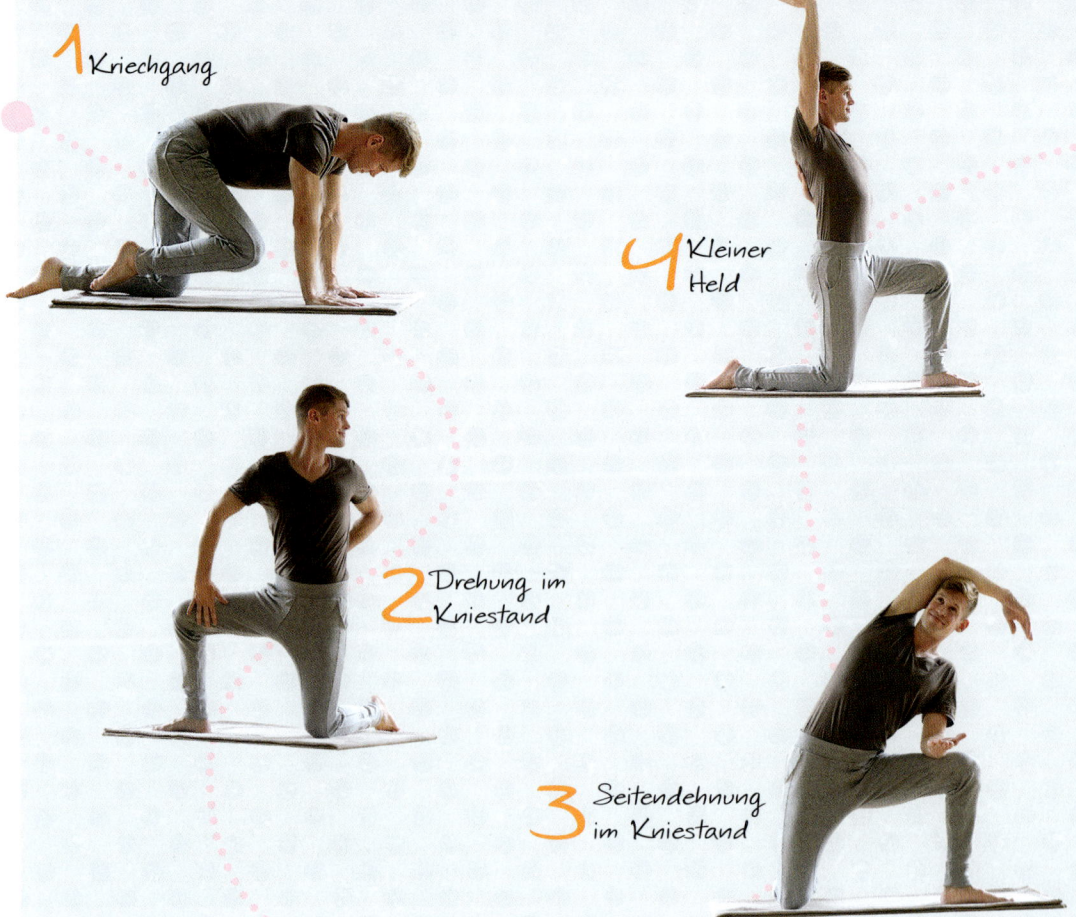

1 Kriechgang

4 Kleiner Held

2 Drehung im Kniestand

3 Seitendehnung im Kniestand

6 Panther

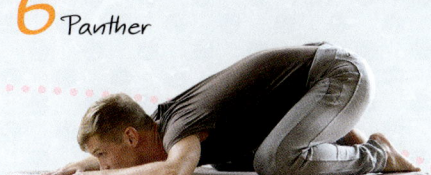

5 Schwan

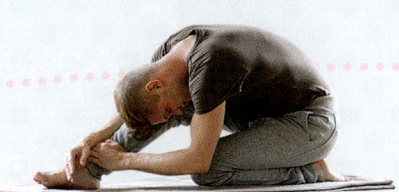

7 Beckenheber

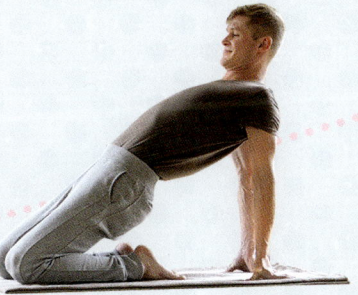

9 Therapeutische Rückendehnung

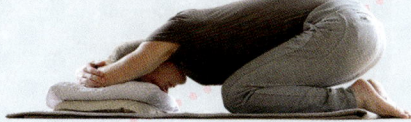

8 Boot

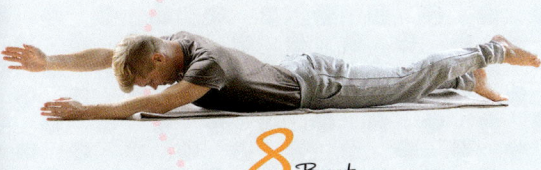

Übungsfolge zum Dampf ablassen und Auftanken

Verdrängte Emotionen wie Wut oder Ärger setzen sich oft als innere Spannungen fest. Mit Übungen im Vierfüßlerstand oder in der Bauchlage können Sie diese Spannungen wunderbar lösen.

Bei den Übungen in dieser Folge, die hauptsächlich im Vierfüßlerstand, Kniestand und in der Bauchlage ausgeführt werden, wird die Erdverbundenheit vermehrt wahrgenommen. Dies gibt Standfestigkeit und Sicherheit – Vertrauen ins Leben, Ur- und Selbstvertrauen.

Innere Spannungen, verursacht durch Emotionen, die im Alltag, weil unerwünscht, gerne verdrängt werden (Wut, Ärger, Ungeduld etc.), können in Übungen im Vierfüßlerstand oder in der Bauchlage, insbesondere auch im Panther, gelöst werden.

In dieser Übungsfolge geht es darum, verbrauchte Energie loszuwerden, die Willenskraft zu stärken und neue Kraft zu sammeln.

Sind Sie nach der Arbeit müde und doch innerlich aufgekratzt und nervös?

Legen Sie sich einen Moment auf den Bauch, die Arme nach vorne, die Handinnenflächen nach unten. Heben Sie das Gewicht von Armen und Beinen einatmend nur einige Millimeter vom Boden ab. Nun tief und langsam ausatmen und Arme und Beine wieder ablegen. Stellen Sie sich vor, wie alle Spannungen wie dunkle Nebelschwaden von der Erde absorbiert werden. Mehrmals wiederholen, bis sich eine wohltuende Ruhe und Entspannung einstellt.

Kriechgang

Mobilisiert die Hüftgelenke und stärkt deren Bänder. Lockert und massiert die Muskeln und Bänder des ganzen Rückens, insbesondere entlang der Wirbelsäule. Damit wird unter anderem die Blutzirkulation in diesem Bereich angeregt. Diese Übung kräftigt zudem die Muskulatur des Bauches, insbesondere im Leistenbereich.

Praxis

1. Heben Sie im Vierfüßlerstand das rechte Bein an und kreuzen Sie das linke (Bild I). Setzen Sie das Bein ab.
2. Im Wechsel wiederholen (Bild II) und auf diese Weise nach vorne und dann auch rückwärts kriechen. Die Hände wandern mit.

Optimal. Spannen Sie die ganze Zeit über die Bauchdecke an, damit der Rücken nicht durchhängt.

Diese Übung mag am Anfang etwas mühsam sein, weil Muskeln und Bänder auf ungewohnte Weise eingesetzt werden. Sie werden aber schon nach wenigen Tagen ganz locker und beschwingt durch die Gegend „kriechen" – ein pures Erfolgserlebnis, auch für Ihre Bandscheiben!

Mit Schwung gelingt mir alles leichter!

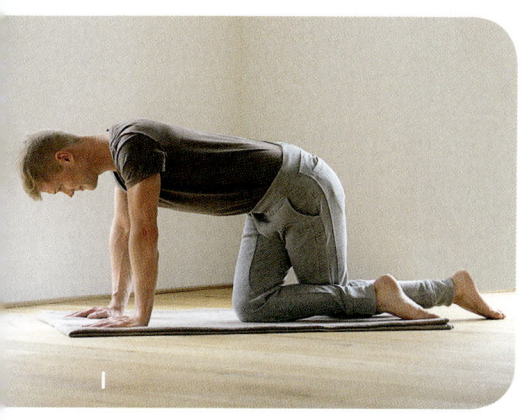
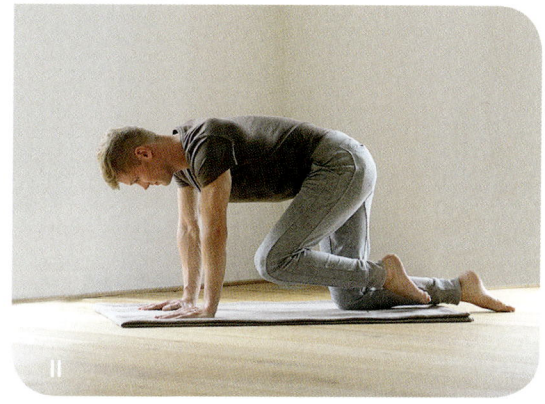

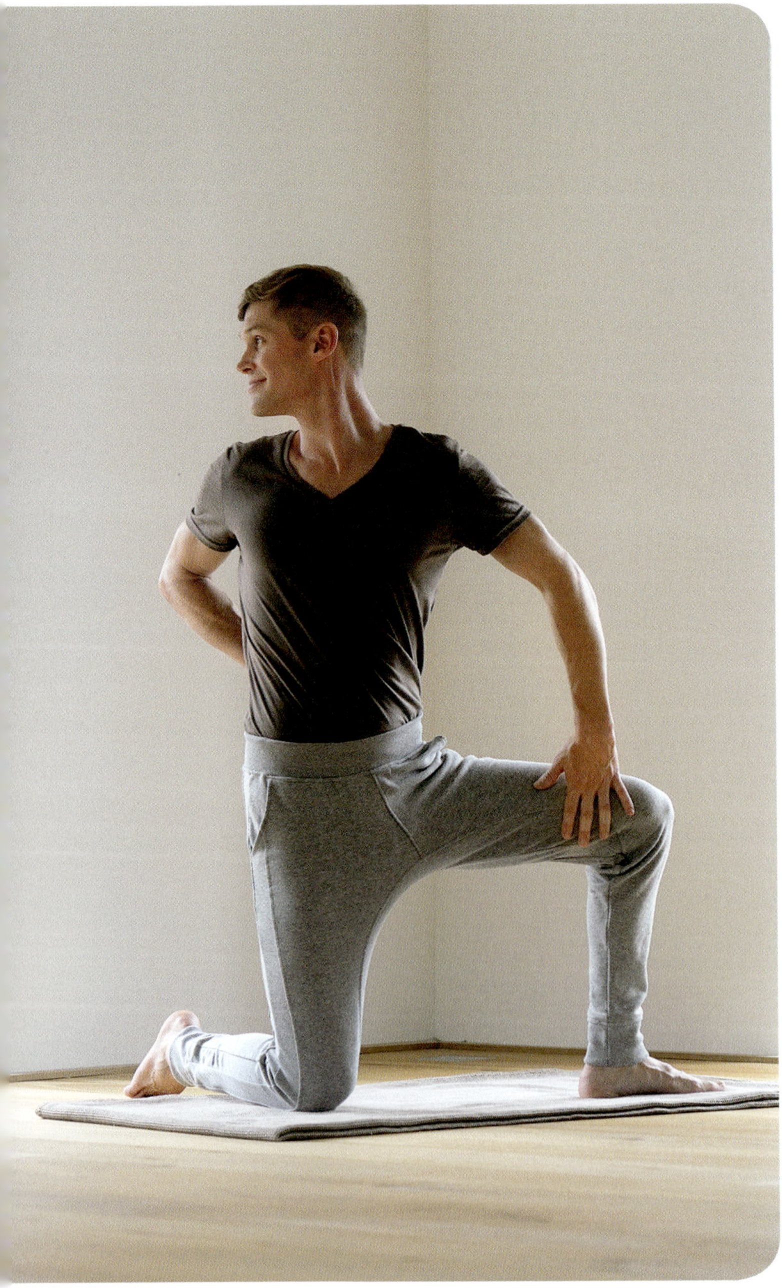

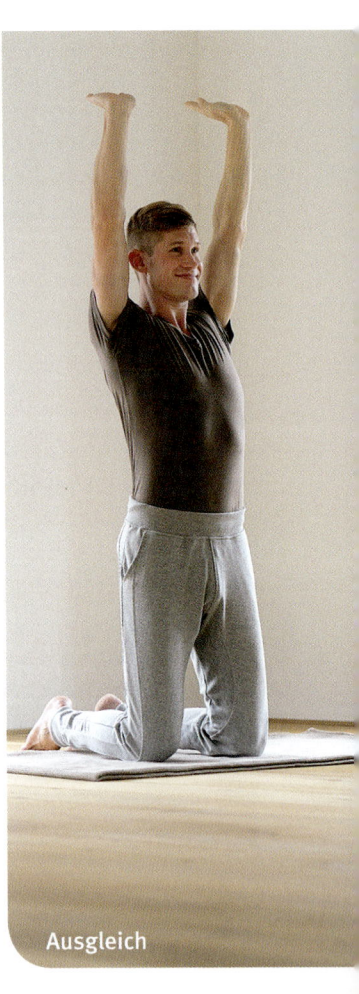

Ausgleich

VARIANTE

Drehung im Kniestand

Wie jede Drehung wirkt sich auch diese positiv auf die Nervenbahnen und -ganglien, die entlang der Wirbelsäule angesiedelt sind, aus. Die gesamte Rumpfmuskulatur wird massiert und gedehnt.

Praxis

1. Kommen Sie in den Kniestand, stellen Sie den linken Fuß vorn ab und richten Sie sich auf.
2. Legen Sie die linke Hand auf den linken Oberschenkel, die rechte Hand an den Rücken. Spannen Sie die Bauchdecke an und richten Sie sich noch etwas mehr auf. Ihr Blick ist nach vorn gerichtet.
3. Drehen Sie nun Ihren Oberkörper nach rechts. Drücken Sie dabei die rechte Schulter und den rechten Ellenbogen leicht nach hinten (Bild links).
4. Bleiben Sie 10 bis 20 Atemzüge in dieser Stellung, kommen Sie dann wieder zur Mitte zurück.
5. Dann wechseln Sie die Bein- und Armstellung, verweilen für dieselbe Anzahl an Atemzügen und gehen am Ende in die Ausgleichshaltung.

Optimal. Vor der Drehung die Bauchdecke anspannen, damit der Rücken aufgerichtet bleibt und kein Hohlkreuz entsteht.

Ausgleich. Strecken Sie beide Arme kräftig nach oben und machen Sie sich im Oberkörper möglichst lang (Bild rechts).

Ich beachte das Detail und betrachte das Ganze.

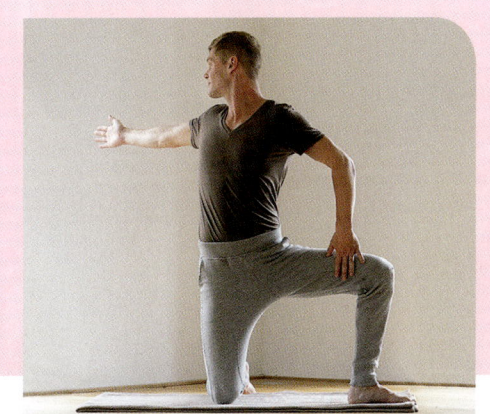

● Dynamisch – Einatmend den rechten Arm heben, sich nach rechts drehen. Ausatmend Arm und Oberkörper wieder zur Mitte zurückdrehen. Circa 4-mal rechts wiederholen, danach die Bein- und Armstellung wechseln und gleich oft nach links wiederholen (inkl. Ausgleich).

Seitendehnung im Kniestand

Wie jede Seitenbeuge dehnt auch diese im Bereich der Zwischenrippenmuskulatur und weitet dadurch das Lungenvolumen. Des Weiteren werden die Organe und Gefäße, die sich auf beiden Körperseiten befinden, auf positive Weise beeinflusst.

Praxis

1. Kommen Sie in den Kniestand. Stellen Sie das linke Bein zur Seite auf, der Fuß ist nach außen gedreht. Stützen Sie den linken Unterarm auf dem Oberschenkel ab.
2. Strecken Sie den rechten Arm nach oben, ziehen Sie die rechte Schulter etwas nach hinten. Der Oberarm berührt das Ohr. Strecken Sie sich bis in die Fingerspitzen durch. Beugen Sie sich nach links. Mit jedem Einatmen gehen Sie noch weiter in die Dehnung.
3. Beugen Sie dann den Arm ab und bleiben Sie 10 bis 20 Atemzüge lang in der Stellung (Bild links).
4. Kommen Sie aus der Stellung heraus und machen Sie den Ausgleich.
5. Wechseln Sie die Seite und machen Sie wieder den Ausgleich.

Optimal. Das Wichtigste in dieser Stellung ist das bewusste Durchstrecken in der Seitenbeuge.

Ausgleich. Arme heben, Hände nach hinten beugen und kräftig durchstrecken (Bild rechts).

Ich bin offen für Neues.

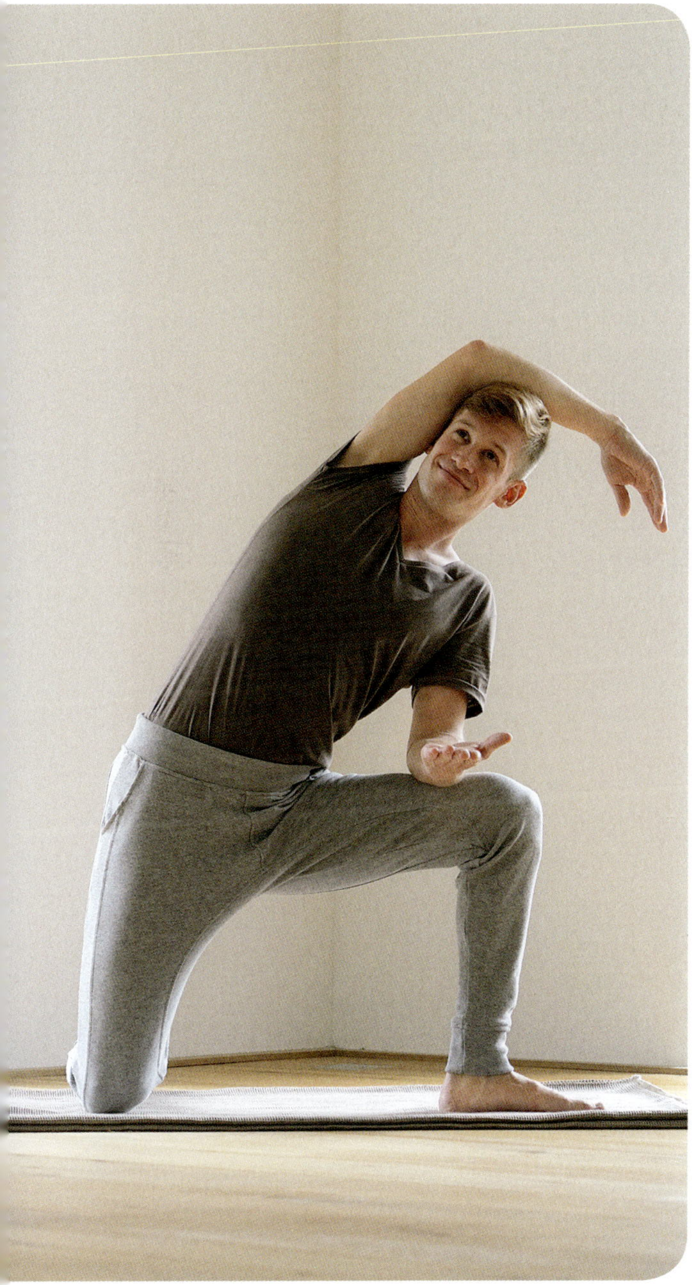

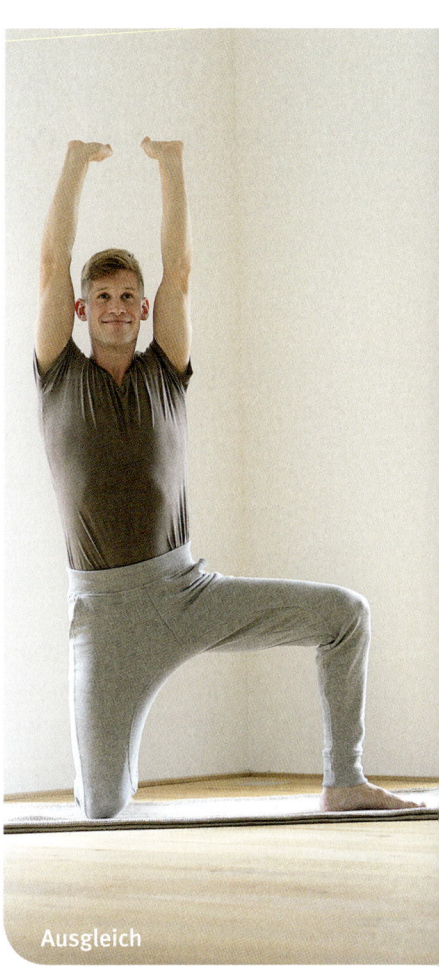

Ausgleich

Kleiner Held

Dehnt und löst Verspannungen in den Schultern, öffnet den Brustbereich und stärkt die Muskulatur des ganzen Rückens.

Praxis

1. Kommen Sie in den Kniestand. Stellen Sie das linke Bein nach vorn auf und legen Sie die linke Hand zwischen die Schulterblätter. Den rechten Arm strecken Sie nach oben und führen ihn so weit wie möglich nach hinten (Bild unten links).
2. Halten Sie diese Stellung 10 Atemzüge lang und senken Sie dann den Arm wieder ab.
3. Wechseln Sie die Bein- und Armstellung und halten Sie wieder für 10 Atemzüge.

Optimal. Spannen Sie die Bauchdecke an, bevor Sie den Arm anheben, damit Sie nicht ins Hohlkreuz geraten. Wenn der Arm angehoben und nach hinten geführt wird, sollte er das Ohr streifen.
Diese Übung können Sie auch dynamisch ausführen: Einatmen, den Arm anheben und nach hinten führen, Atem kurz anhalten. Ausatmen und Arm wieder absenken.

Ausgleich. Gehen Sie in den Fersensitz, beugen Sie sich nach vorne und strecken Sie sich kräftig durch (Bild unten rechts).

Auf meine innere Heldenkraft ist immer Verlass.

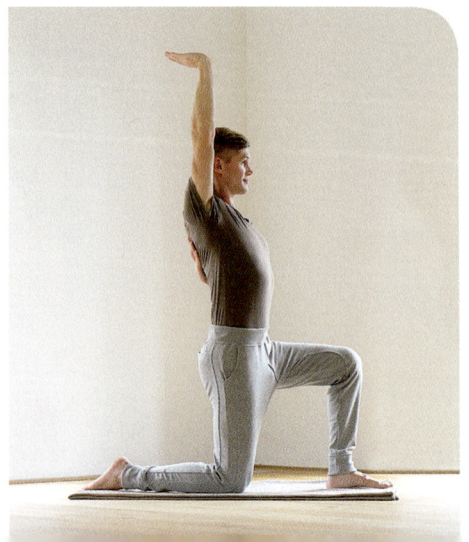

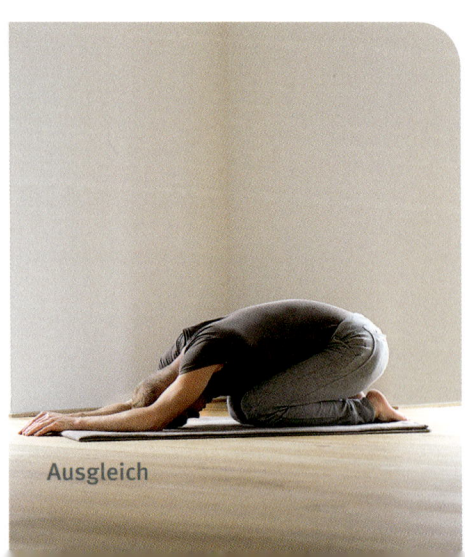

Ausgleich

Schwan

Dehnt sanft und entspannt im unteren Rücken und im Schulterbereich. Das Sitzen auf dem Fuß fördert die Durchblutung und Spannkraft des Anusmuskels und beugt Hämorriden vor.

Praxis

1. Kommen Sie in den Kniestand. Stellen Sie das rechte Bein nach vorn auf.
2. Setzen Sie sich nach hinten auf den linken Fuß (Bild I).
3. Heben Sie mit dem Einatmen beide Arme nach oben.
4. Ausatmen: Beugen Sie den Oberkörper mit den gestreckten Armen nach vorn und legen die Hände auf das Fußgelenk. Schultern und Kopf sind entspannt.
5. Bleiben Sie dann für 10 bis 20 Atemzüge in dieser Stellung, stützen Sie sich mit den Händen ab, richten Sie den Oberkörper auf und kommen Sie wieder in den Kniestand. Wechseln Sie die Seite.

Optimal. Achten Sie darauf, dass der Oberkörper auf dem Oberschenkel aufliegt. Beugen Sie das Knie etwas mehr oder legen Sie sich ein Kissen unter die Kniekehle.

Variante. Dynamisch üben: Mit dem Einatmen den Oberkörper mit gestreckten Armen aufrichten, mit dem Ausatmen den Oberkörper nach vorn beugen. Machen Sie diese Bewegung 6-mal.

Ich schwimme im Fluss des Lebens und lasse mich treiben.

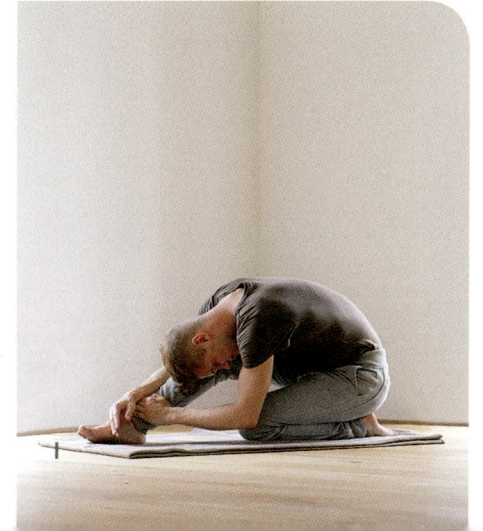
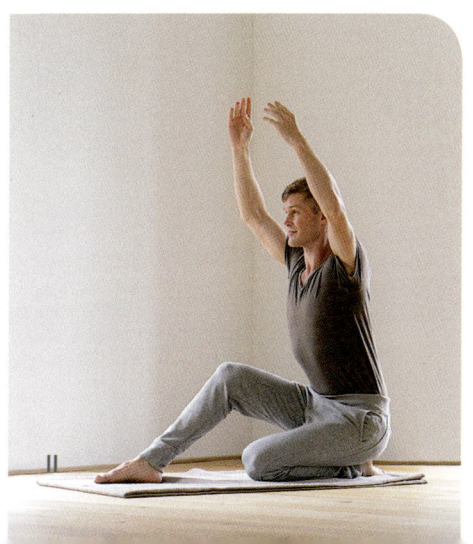

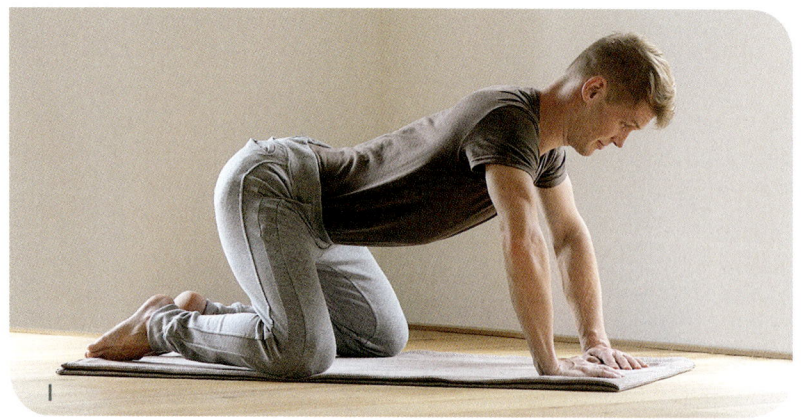

I

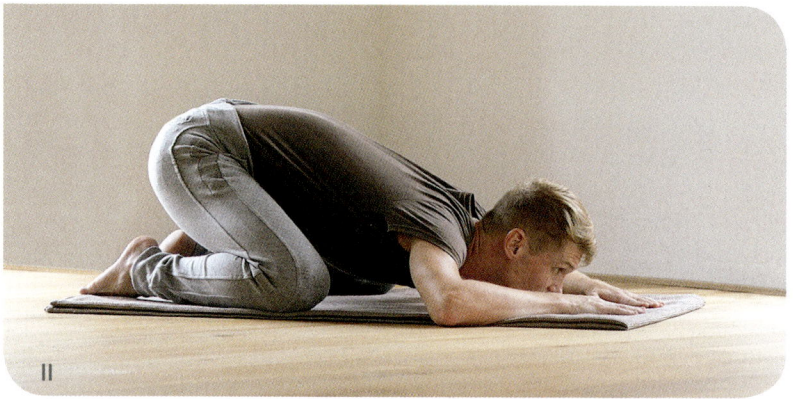

II

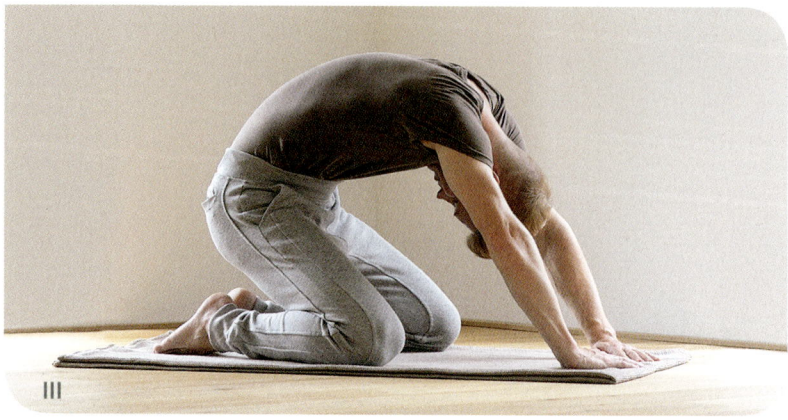

III

Panther

Massiert die Rückenmuskulatur, die Bandscheiben und das ganze Rumpfgewebe. Stärkt Schultern und Arme.

Praxis

1. Kommen Sie in den Fersensitz, die Knie sind weit auseinander. Strecken Sie die Arme in V-Position nach vorn und legen Sie die Handflächen ab. Die Daumen berühren sich (Bild I).
2. Mit dem Einatmen setzen Sie sich auf die Fersen, beugen die Ellenbogen, senken den Brustkorb ab, sodass das Kinn fast den Boden berührt, und schieben sich bis zu den Händen vor (Bild II), wenn möglich auch darüber hinaus.
3. Mit dem Ausatmen stemmen Sie sich mit den Händen kräftig vom Boden ab, kommen in einen Katzenbuckel, ziehen dabei das Kinn ein (Bild III) und bewegen sich wieder zurück in den Fersensitz.
4. Führen Sie diesen Bewegungsablauf 6- bis 12-mal aus.

Optimal. Stellen Sie sich vor, Sie würden als Panther eine Beute anpeilen.

Damit Sie die Kraft aufbringen, um sich hochzustemmen, müssen die Arme weit nach vorn gestreckt werden. Die Hände bleiben während der Bewegung immer an derselben Stelle.

Aufwühlende Emotionen werden oft still geschluckt und führen zu Druck und Verspannungen in der Körpermitte. Geben Sie Ärger, Stress oder Frust einen Ton (beispielsweise mit einem „ram", der Urlaut des Magen-Chakras), und lassen Sie diesen Ton während des Übens laut und lang immer wieder ertönen, bis alles raus ist. Sie dürfen dabei gern ein bisschen fauchen und knurren.

Diese Übung eignet sich sehr gut auch als Einzelübung für zwischendurch, wenn Sie merken, dass sich Verspannungen im Rücken bemerkbar machen. Nehmen Sie sich einen Moment Zeit zum Üben, damit sich die Verspannungen nicht festsetzen.

Ich fokussiere das Gute und peile es an.

Beckenheber

Kräftigt die vordere Halsmuskulatur und die Muskulatur des ganzen Rückens.

Praxis

1. Kommen Sie in den Fersensitz und stützen Sie die Hände oder Finger hinter dem Gesäß auf. Rollen Sie die Schultern nach hinten und ziehen Sie sie nach unten. Bringen Sie die Schulterblätter so weit wie möglich zueinander, ziehen Sie das Kinn an.
2. Mit dem Einatmen heben Sie das Becken möglichst weit an (Bild unten links) und halten diese Stellung für 6 bis 12 Atemzüge. Bei jedem Einatmen schieben Sie das Brustbein noch etwas weiter nach oben beziehungsweise nach vorn.
3. Mit dem Ausatmen senken Sie das Becken wieder ab.

Optimal. Achten Sie darauf, dass das Kinn während der ganzen Übung angezogen bleibt, damit der Blutdurchfluss im Nacken gewährleistet ist.

Ausgleich. Beugen Sie den Oberkörper nach vorn und ziehen Sie Rücken und Arme lang (Bild unten rechts).

Ich kann und will – scheinbar Unmögliches kann möglich werden.

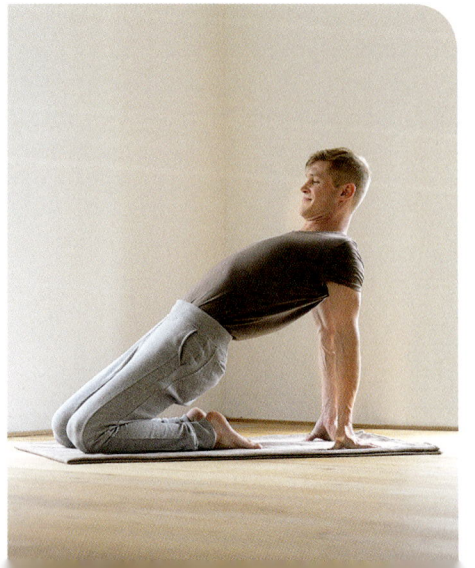

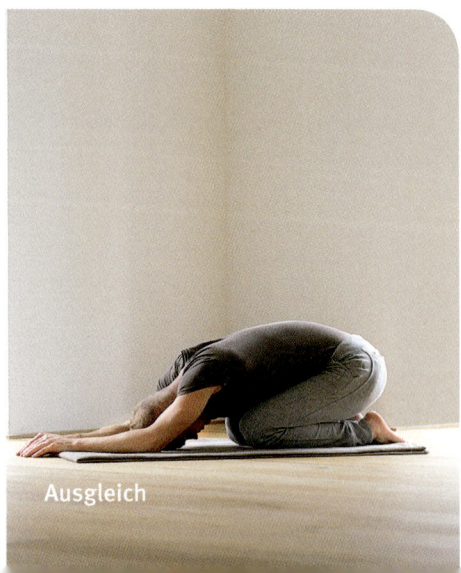

Ausgleich

Boot

Eine der besten rückenstärkenden Übungen. Sie kräftigt die Muskeln und dehnt die Vorderseite.

Praxis

1. Beginnen Sie mit der Vorübung in Bauchlage: Strecken Sie Arme und Beine aus, sodass sich Daumen und große Zehen berühren. Die Stirn ist abgelegt.
2. Mit dem Einatmen heben Sie den rechten Arm und das linke Bein an. Sie können die Stirn abgelegt lassen oder aber für mehr Stärkung im Kreuzbereich den Kopf anheben (Bild Vorübung).
3. Mit dem Ausatmen senken Sie Arm und Bein wieder ab und wechseln die Seite.
4. Führen Sie pro Seite 5 bis 6 Wiederholungen im Wechsel aus.

5. Bei der Hauptübung heben Sie Beine, Arme und Oberkörper gleichzeitig an (Bild Hauptübung), halten diese Stellung für 6 bis 12 Atemzüge und lösen die Spannung mit einem tiefen Ausatmen.

Optimal. Strecken Sie sich vor dem Üben kräftig durch und bleiben Sie dann in dieser Länge.

Ausgleich. Kommen Sie in den Fersensitz. Beugen Sie den Oberkörper nach vorn, legen Sie die Arme gestreckt nach vorn ab und ziehen Sie sich kräftig lang.

Mein Wille entwickelt sich von Moment zu Moment.

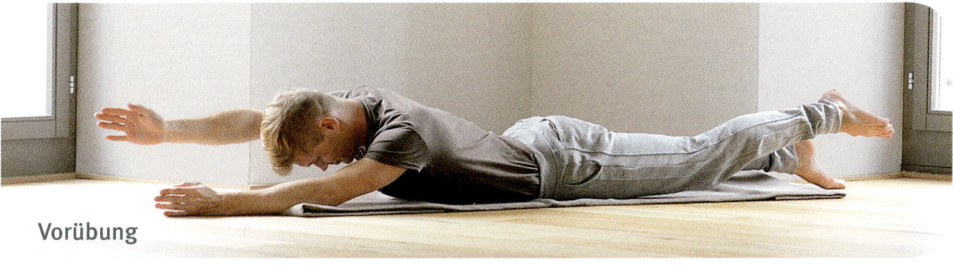

Vorübung

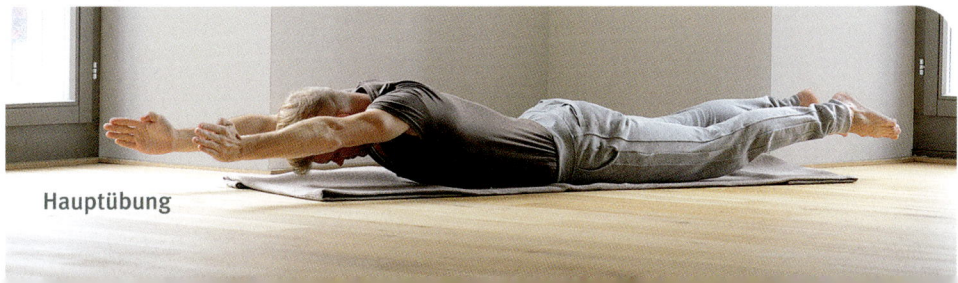

Hauptübung

Therapeutische Rückendehnung

Dies ist eine der besten und wirkungsvollsten Entspannungshaltungen für den Rücken. Sie dehnt ihn optimal.

Praxis

Strecken Sie aus dem Fersensitz den Oberkörper und die Arme nach vorn. Legen Sie die Stirn auf dem Boden ab und ziehen Sie das Kinn etwas an, damit der Nacken gedehnt wird. Beugen Sie die Unterarme und fassen Sie mit den Händen an die Oberarme.

Optimal.

- Die Stellung wirkt nur, wenn Ihnen dabei wirklich wohl ist. Eventuell benötigen Sie ein Polster unter den Unterarmen, dem Kopf, auf oder zwischen den Beinen.
- Sie verstärken die Wirkung, indem Sie in der Stellung die Ellenbogen mehrmals kräftig nach vorn strecken, dann die Spannung lösen und wieder strecken. Beobachten Sie in den passiven Entspannungsphasen den Atemimpuls im Lendenwirbelbereich. Spüren Sie in die leichte Dehnung hinein, die während der Einatmung entsteht, und in das Lösen während der Ausatmung.
- Die entspannende Wirkung können Sie noch verstärken, indem Sie sich einen warmen Farbton für Ihren Rücken vorstellen: Mit jedem Atemzug wird dieser etwas heller oder dunkler. Gehen Sie spielerisch vor, lächeln Sie dabei, seien Sie kreativ und genießen Sie die wohltuende Ruhe.

Variante. Sie begeben sich in dieselbe Stellung, aber die Beine sind weit gegrätscht. Fühlt sich eventuell noch besser an.

In Ruhe, Frieden und Stille lasse ich das Gute geschehen.

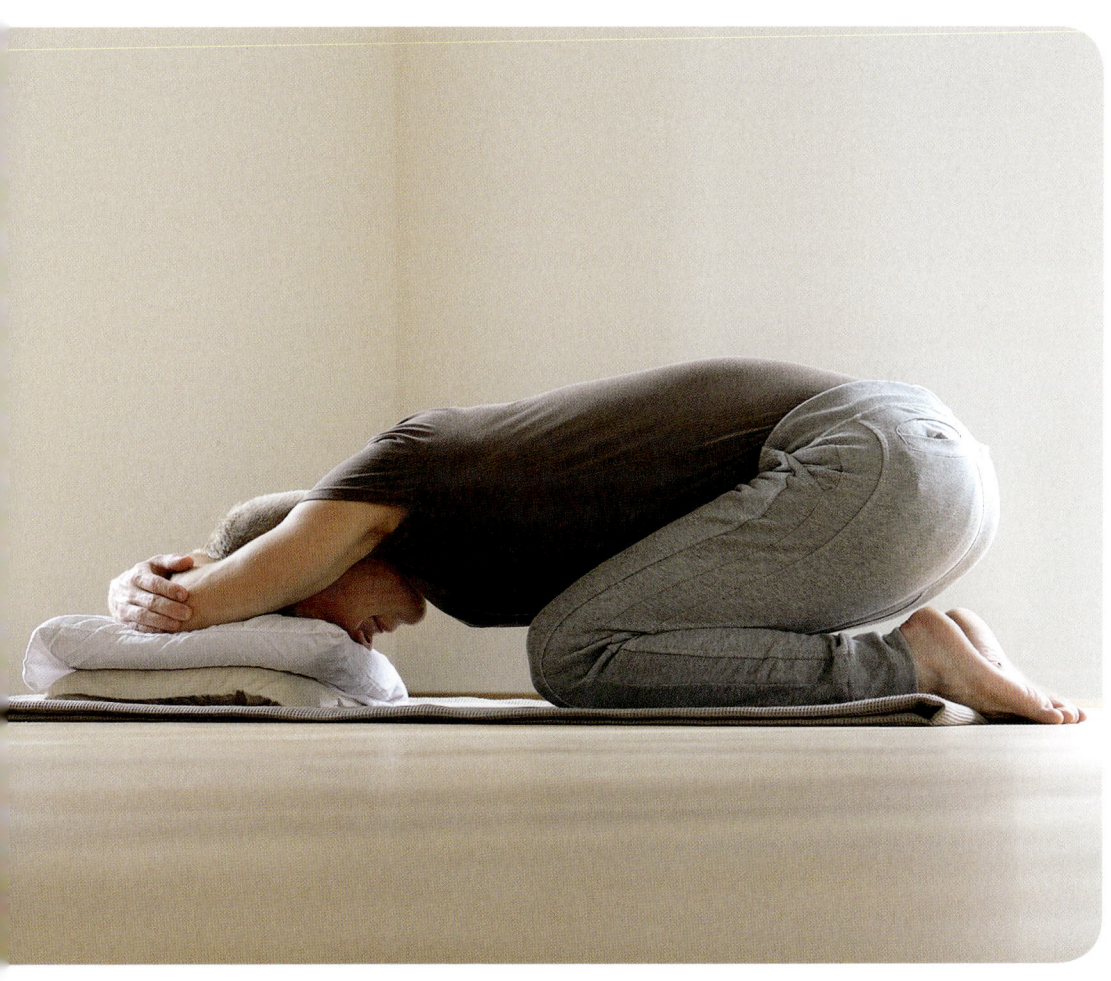

Übungsfolge zur Entspannung

Sie haben einen langen, stressigen Tag hinter sich und brauchen Erholung? Sie möchten vor dem Zubettgehen entspannen? Dann ist diese Übungsfolge bestens geeignet dafür.

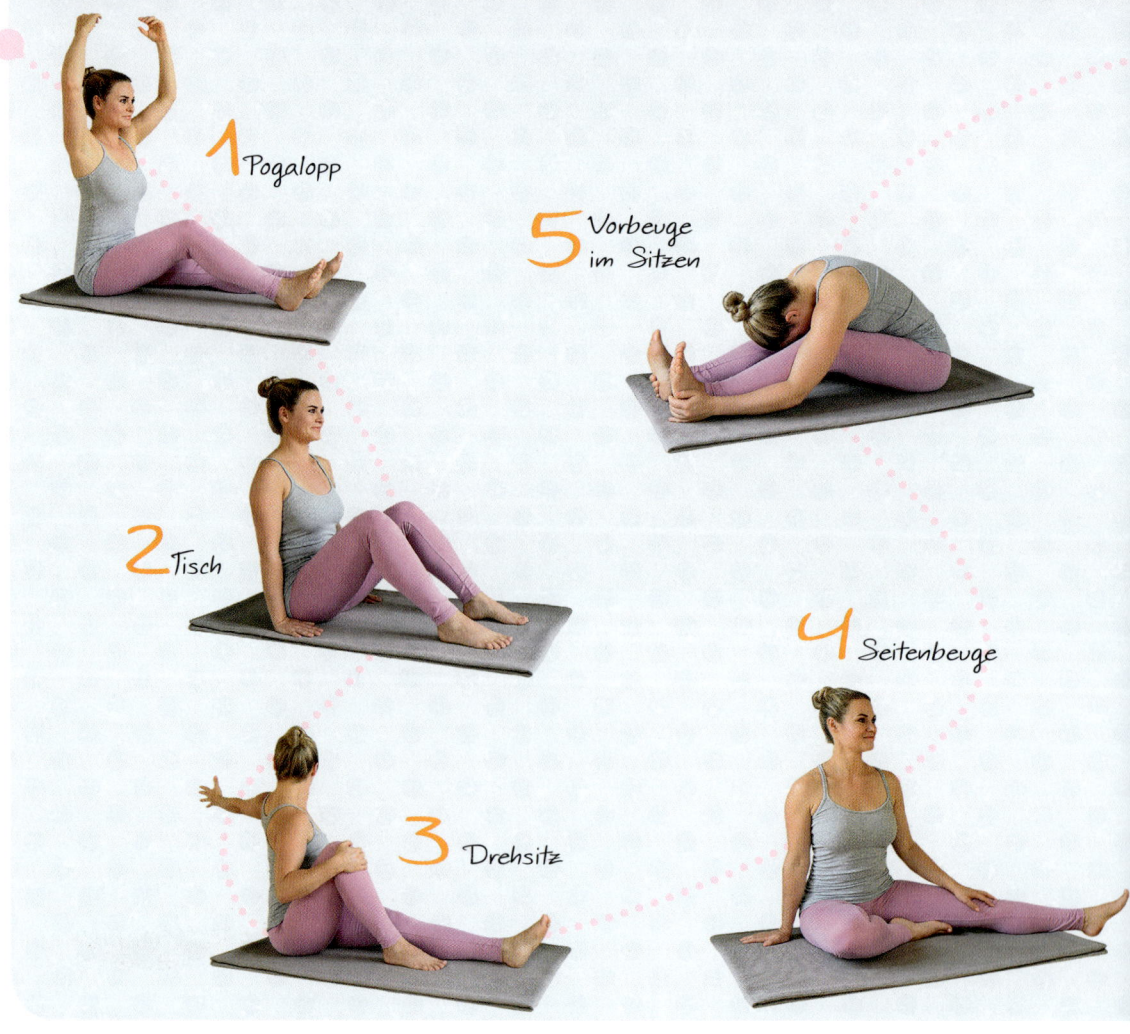

1 Pogalopp

5 Vorbeuge im Sitzen

2 Tisch

3 Drehsitz

4 Seitenbeuge

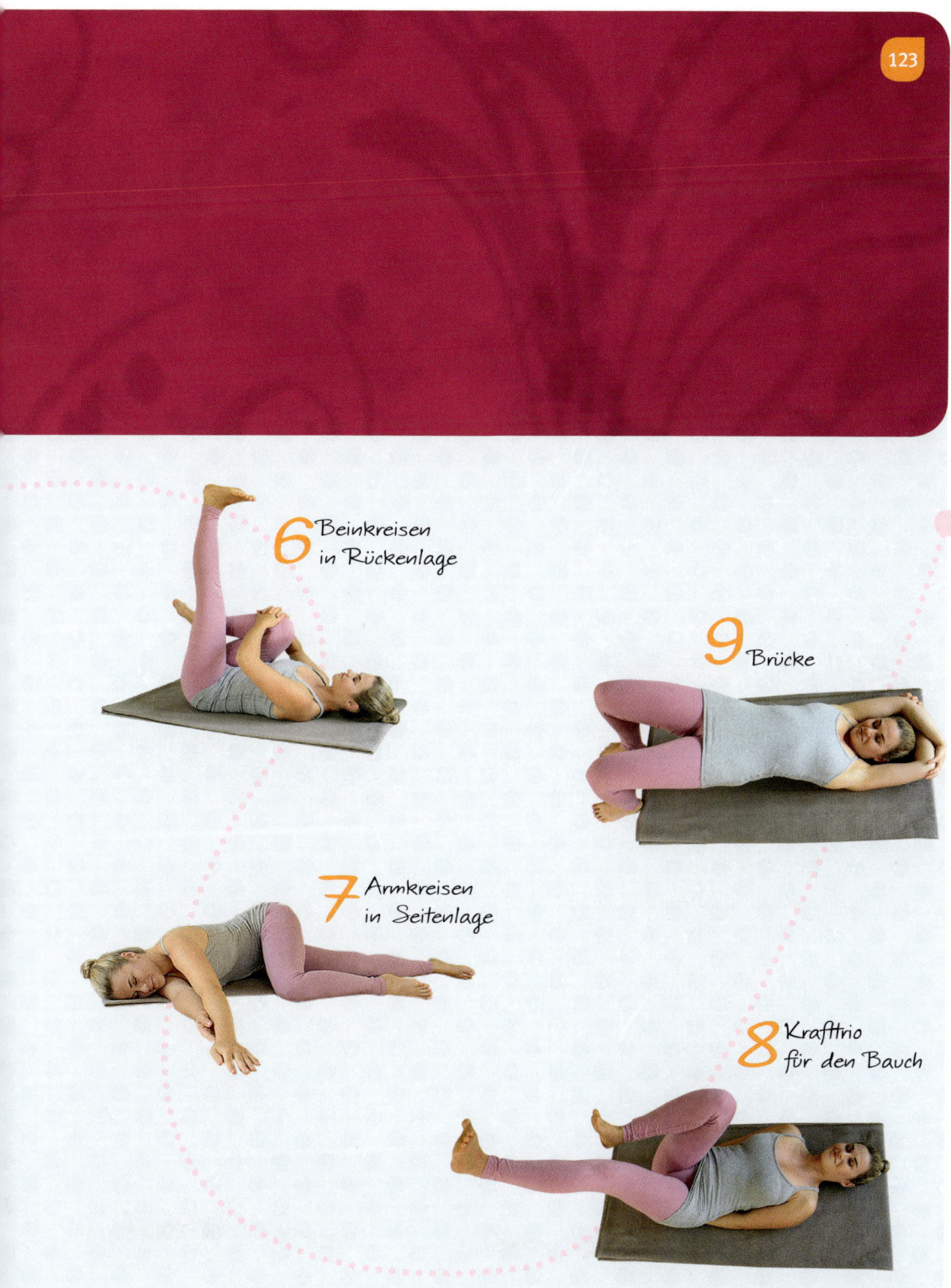

6 Beinkreisen in Rückenlage

9 Brücke

7 Armkreisen in Seitenlage

8 Krafttrio für den Bauch

Übungsfolge zur Entspannung

Diese Übungsfolge löst Verspannungen, die uns sonst oft bis in die Nacht hinein verfolgen oder sogar chronisch werden können. Freuen Sie sich also auf tiefe Entspannung für einen erholsamen Schlaf.

Diese Übungsfolge eignet sich nach einem langen, stressigen Tag oder direkt vor dem Zubettgehen. Interessanterweise braucht es auch ein gewisses Maß an Energie, um einzuschlafen – man kann tatsächlich zu müde sein. Entsprechend wurden die folgenden Übungen zusammengestellt.

Tipp: Es ist nicht immer die Leistung, die Ihnen etwas bringt. Oft müssen Sie sich einfach in die „richtige" Lage bringen und das Gute kommt von selbst. Bleiben Sie nach den abschließenden Kraftübungen dieser Übungsfolge einfach in der Rückenlage liegen und spüren Sie den positiven Wirkungen nach.

Sind Sie vor dem Schlafengehen zwar müde, aber auch unruhig?

Legen Sie sich auf den Bauch, die Hände liegen aufeinander unter der Stirn. Die Knie liegen etwas auseinander, die Beine sind locker gebeugt und gegrätscht. Nun kreuzen und öffnen Sie die Unterschenkel im Wechsel. Lassen Sie Schwere und Entspannung zu. Spüren Sie dem Atem tief im Bauch nach und verlängern Sie dabei die Ausatmung. Machen Sie diese Übung, bis Sie eine wohlige Schwere und Ruhe überkommt.

Pogalopp

Lockert, wärmt auf und mobilisiert sowohl die Rücken-
als auch die Rumpf- und Gesäßmuskulatur. Das lockere
Schwingen der Arme erzeugt eine belebende Organmassage
und ist gut für die Verdauung.

Praxis

1. Kommen Sie in den aufrechten Sitz mit
   locker gebeugten Beinen und Armen.
2. Verlagern Sie nun mit dem Schwung
   der Arme und den abwechselnd gebeugten Beinen das Gewicht von einer
   Gesäßhälfte auf die andere und bewegen Sie sich so locker und rhythmisch
   „schrittweise" vor und wieder zurück.
3. Bewegen Sie sich auf diese Weise so
   lange, bis sich eine wohlige Wärme
   einstellt.

Optimal. Bleiben Sie locker und rhythmisch von Kopf bis Fuß!

Anstrengender wird es, wenn Sie die
Arme nach oben strecken (Bild unten)
und vor- und zurückwedeln, groß-
zügig kreisen oder nach allen Seiten
schwenken.

Eine etwas ungewohnte Fortbewegungs-
weise, die aber umso mehr Spaß macht,
wenn Sie dabei lächeln.

*Ich bringe Bewegung in mein
Leben.*

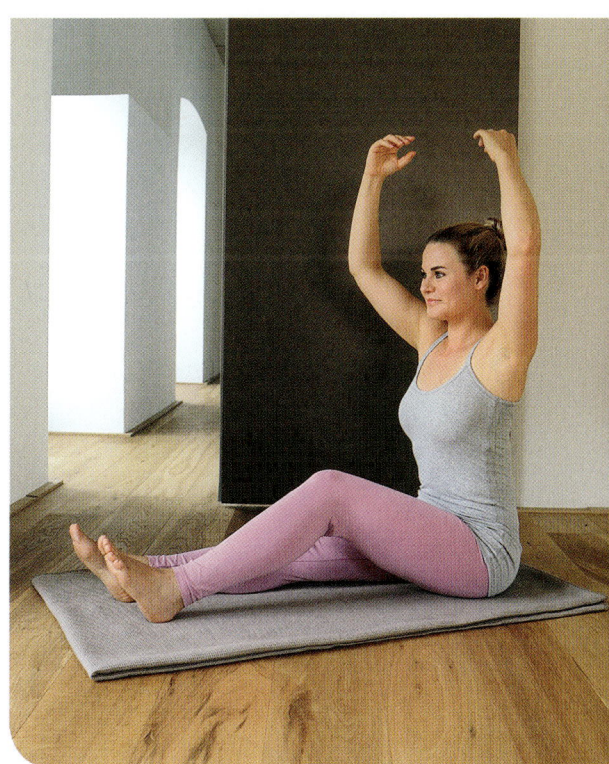

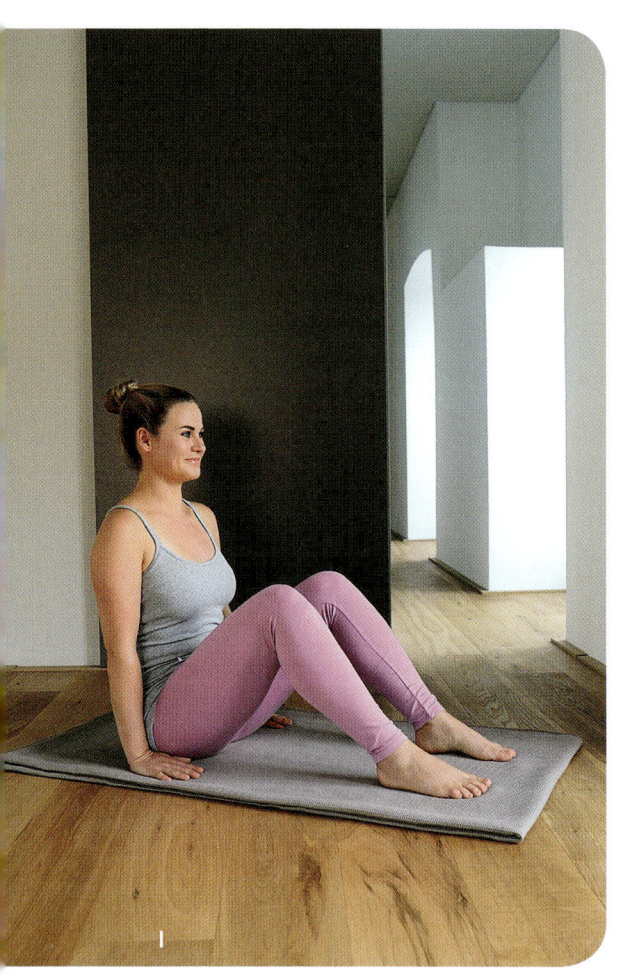

I

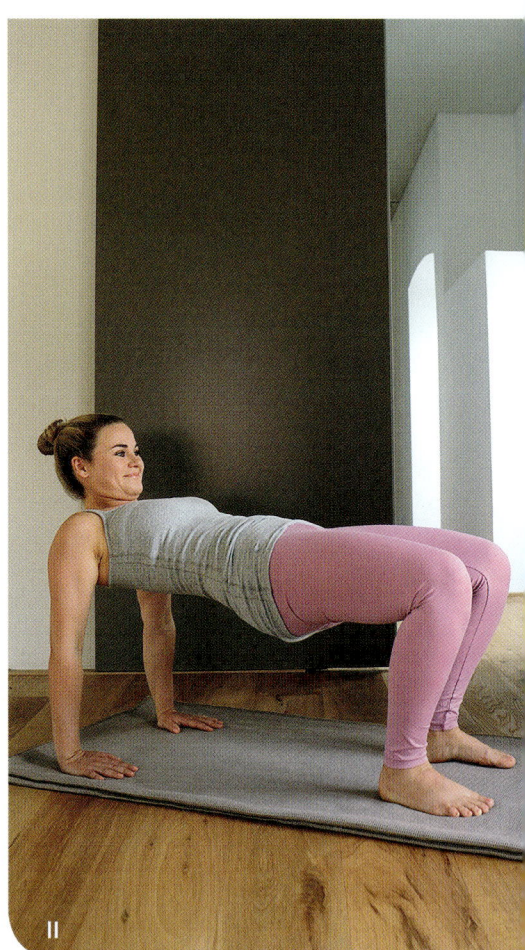

II

Tisch

Kräftigung der Hals-, Schulter- und Rumpfmuskulatur sowie der Arm- und Beinmuskulatur.

Praxis

1. Setzen Sie sich aufrecht hin und stellen Sie die Füße auf. Positionieren Sie die Hände neben dem Gesäß so, dass die Finger nach vorne weisen (Bild I). Sie können auch Fäuste machen. Das Kinn ist leicht angezogen.
2. Heben Sie nun das Gesäß nach vorn oben an, bis Ihr Rumpf mit den Oberschenkeln eine Linie bildet (Bild II).
3. Bleiben Sie für 6 bis 12 Atemzüge in dieser Stellung. Senken Sie anschließend das Gesäß wieder ab.
4. Danach kreisen und lockern Sie Ihre Handgelenke ganz sacht.

Optimal. Versuchen Sie, in der Endposition das Gesäß so weit wie möglich nach oben zu schieben. Lassen Sie das Kinn leicht angezogen.

Variante A. Führen Sie die Übung dynamisch aus, indem Sie das Gesäß mehrmals im Atemrhythmus heben und senken.

Variante B. Verändern Sie die Handstellung: Platzieren Sie nach jedem Absenken die Hände so, dass die Finger nach innen, nach außen, nach vorn oder nach hinten zeigen. Das stärkt zusätzlich die verschiedenen Muskelstränge der Arme.

Ich spüre und genieße meine Kraft, die in Körper, Geist und Seele wohnt.

Drehsitz

Fördert die Beweglichkeit und Kraft im Rücken und stärkt das Nervenkostüm.

Praxis

1. Stellen Sie im aufrechten Sitz den linken Fuß auf Höhe des rechten Knies auf und umfassen Sie mit der linken Hand das aufgestellte Knie. Richten Sie die Wirbelsäule auf, indem Sie das Brustbein etwas nach vorn drücken.
2. Dann heben Sie den rechten Arm zur Seite an und führen ihn nach hinten. Ziehen Sie gleichzeitig mit der linken Hand das Knie sanft nach links. Richten Sie Ihren Blick nach hinten zum nach oben gestreckten Daumen (Bild rechts).
3. Halten Sie die Drehung für 6 bis 12 Atemzüge und kommen Sie dann zur Mitte zurück. Machen Sie den Ausgleich.

4. Wechseln Sie die Seite und machen Sie wieder danach den Ausgleich.

Optimal. Die Zehen des gestreckten Beines sind Richtung Rumpf gezogen. Die Finger des gestreckten Arms sind leicht gespreizt und gestreckt. Durch den Zug, der entsteht, wenn mit der Hand das aufgestellte Knie leicht zur Seite und der gestreckte Arm in die Gegenrichtung gezogen wird, entfaltet sich in der Drehung die ideale Wirkung.

Ausgleich. Strecken Sie beide Arme nach oben und ziehen Sie den Oberkörper lang (Bild rechts unten).

Ich lasse Umsicht, Vorsicht und Rücksicht walten.

● Linkes Bein über das rechte kreuzen, sich aufrichten, rechte Hand auf das linke Knie legen. Die Finger der linken Hand hinter dem Gesäß aufstützen, Schulter nach hinten rollen, Kopf nach links drehen und über die Schulter schauen.

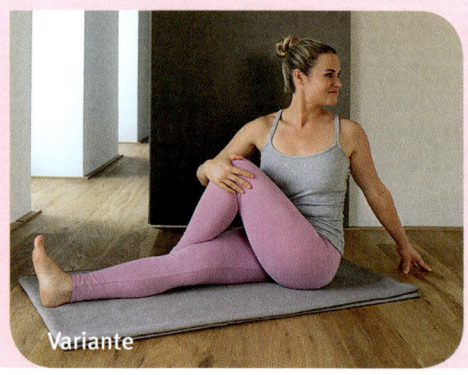

Variante

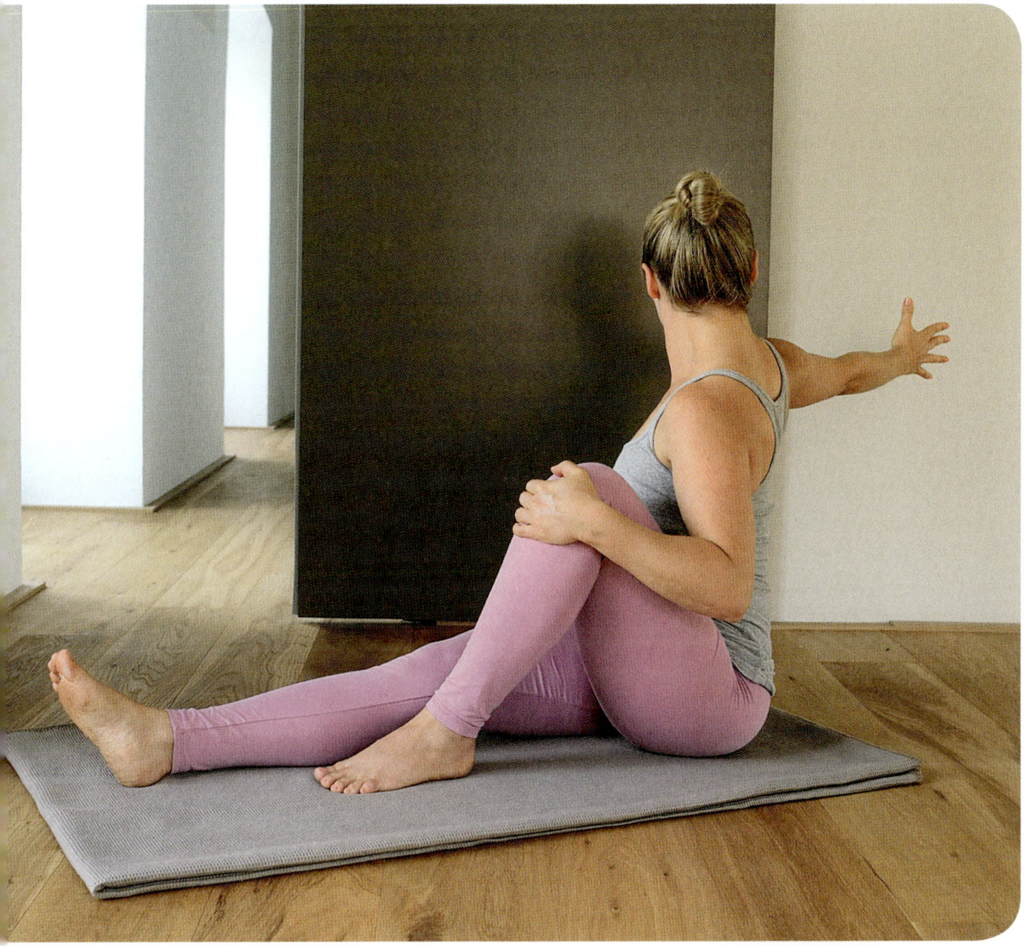

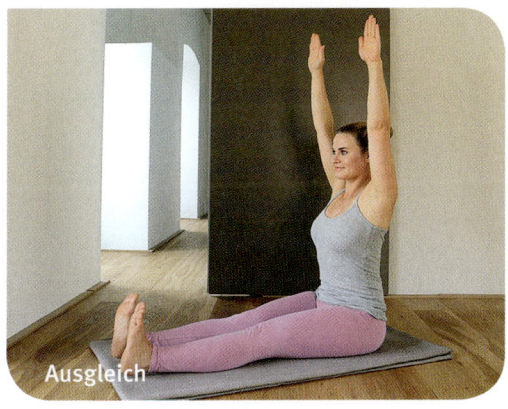

Ausgleich

Seitenbeuge

Stärkt die Arme und den Schulterbereich in besonderer Weise, dehnt und vitalisiert die Körperseiten.

Praxis

1. Grätschen Sie im Langsitz weit die Beine und legen Sie die rechte Fußsohle an die Oberschenkelinnenseite des linken Beines. Stützen Sie die rechte Hand neben dem Gesäß ab, die andere Hand liegt locker auf dem linken Oberschenkel (Bild I).
2. Mit dem Einatmen ziehen Sie den linken Arm gestreckt in einem großen Bogen weit nach hinten und heben gleichzeitig das Becken an (Bild II).
3. Verweilen Sie für 6 bis 12 Atemzüge in dieser Stellung.
4. Mit dem nächsten Ausatmen senken Sie Arm und Becken wieder ab.

5. Wechseln Sie dann die Beinstellung und ziehen Sie Arm und Becken zur anderen Seite.

Optimal. Kosten Sie die seitliche Dehnung voll aus, indem Sie sich in der Endposition mit jedem Einatmen noch etwas mehr strecken.

Variante. Diese Übung kann auch dynamisch ausgeführt werden, indem man einatmend das Becken hebt und den Arm nach hinten führt, ausatmend Arm und Becken wieder absenkt. 5 bis 6 Wiederholungen pro Seite ausführen.

Offenheit und Beherztheit bereichern mein Leben.

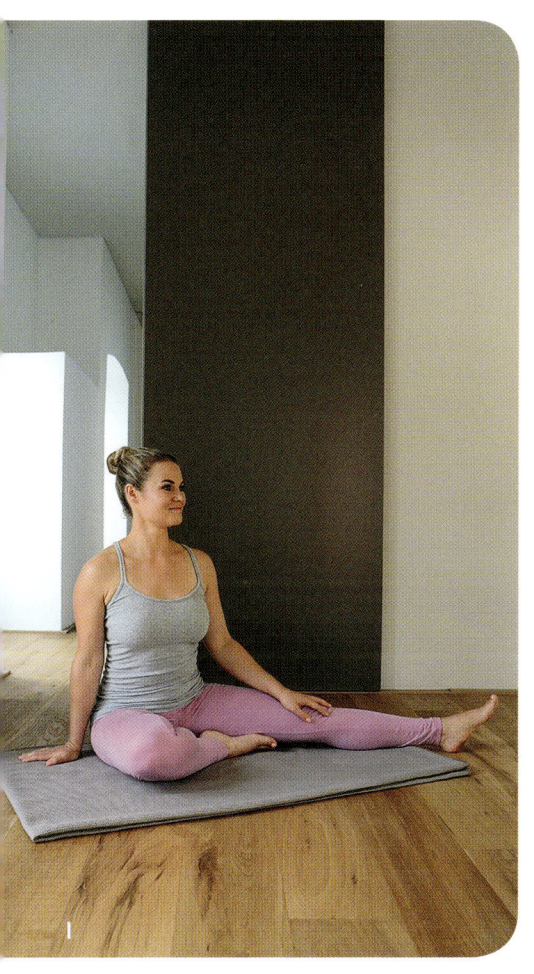

I

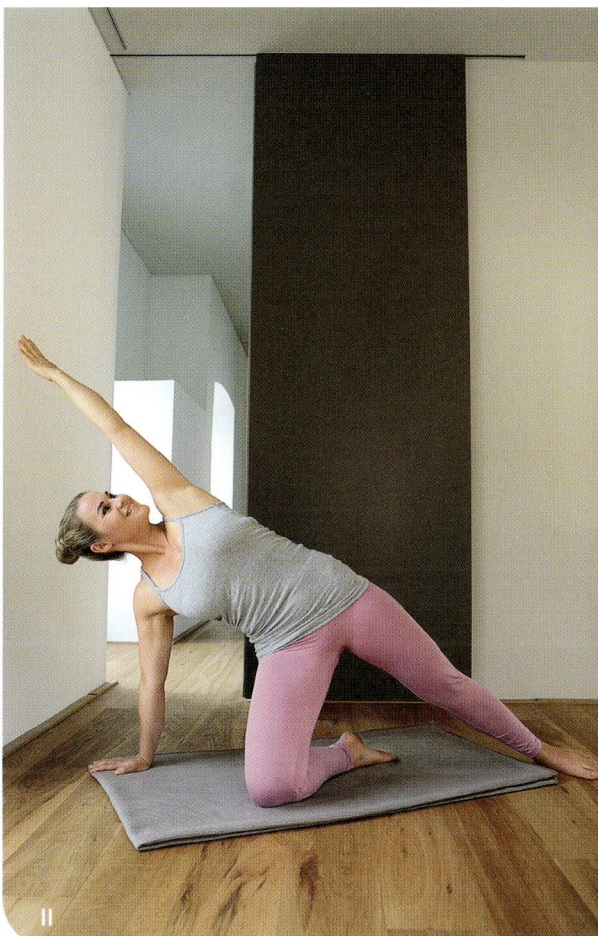

II

Vorbeuge im Sitzen

Lockert, löst Verspannungen und dehnt den ganzen Rücken.

Praxis Vorübung

1. Diese Übung wird dynamisch ausgeführt: Grätschen Sie im Langsitz weit die Beine. Schieben Sie Ihr Gesäß vor die Sitzbeinhöcker, indem Sie mit den Händen die Gesäßhälften nach hinten ziehen. Die Knie sind ganz locker.
2. Einatmen: Arme anheben, Atem anhalten und den Körper nach rechts zum rechten Bein drehen.
3. Ausatmen: Über das rechte Bein beugen. Die Arme werden locker neben dem Bein abgelegt.
4. Einatmen: Die Arme wieder anheben, den Oberkörper aufrichten, Atem anhalten und zum linken Bein drehen.
5. Ausatmen: Über das linke Bein beugen. Die Arme wieder locker ablegen (Bild oben links).
6. Einatmen: Die Arme wieder anheben, den Oberkörper aufrichten.
7. Ausatmen: Den Oberkörper zur Mitte drehen und nach vorn beugen.
8. Einatmen: Den Oberkörper wieder aufrichten.
9. Wiederholen Sie diesen Zyklus 6- bis 12-mal.

Praxis Hauptübung

1. Schließen Sie im Langsitz die Beine, beugen Sie die Knie so stark wie nötig.
2. Beugen Sie mit dem Ausatmen den Oberkörper mit möglichst geradem Rücken nach vorn, sodass Sie ihn auf den Oberschenkeln ablegen können. Die Hände sind locker links und rechts neben den Unterschenkeln abgelegt (Bild oben rechts), können aber auch auf den Schienbeinen ruhen.
3. Halten Sie kurz den Atem an und strecken Sie sich nun kräftig mit den Armen nach vorn.
4. Lösen Sie die Spannung und verweilen Sie noch einige Atemzüge lang in dieser Stellung.

Optimal. Ja kein krummer Rücken, nicht jetzt und auch nicht im Alltag. Beugen Sie deshalb die Beine soweit an, dass Sie den Oberkörper flach auf den Oberschenkeln ablegen können. Wenn nötig, legen Sie sich ein Kissen auf die Oberschenkel, um den Oberkörper zu stützen.

Ich gebe mich dem Leben hin.

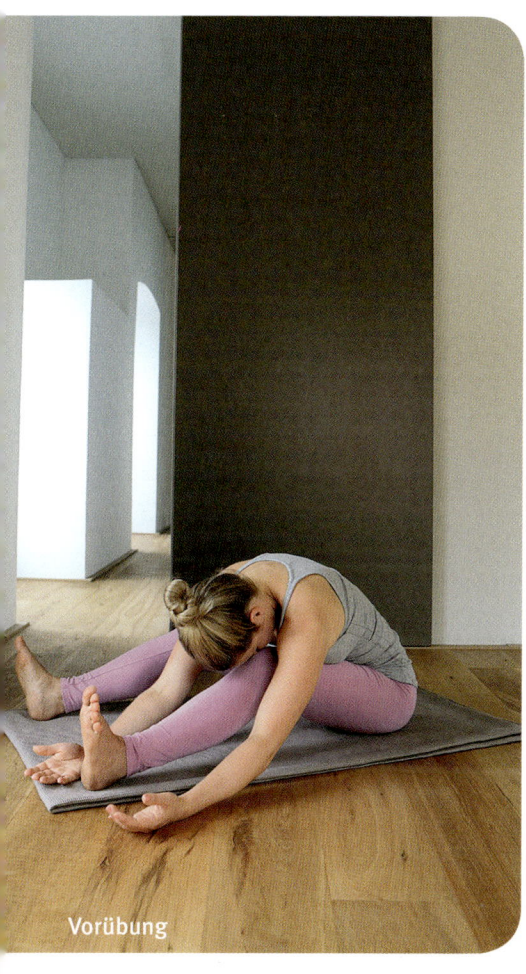

Vorübung

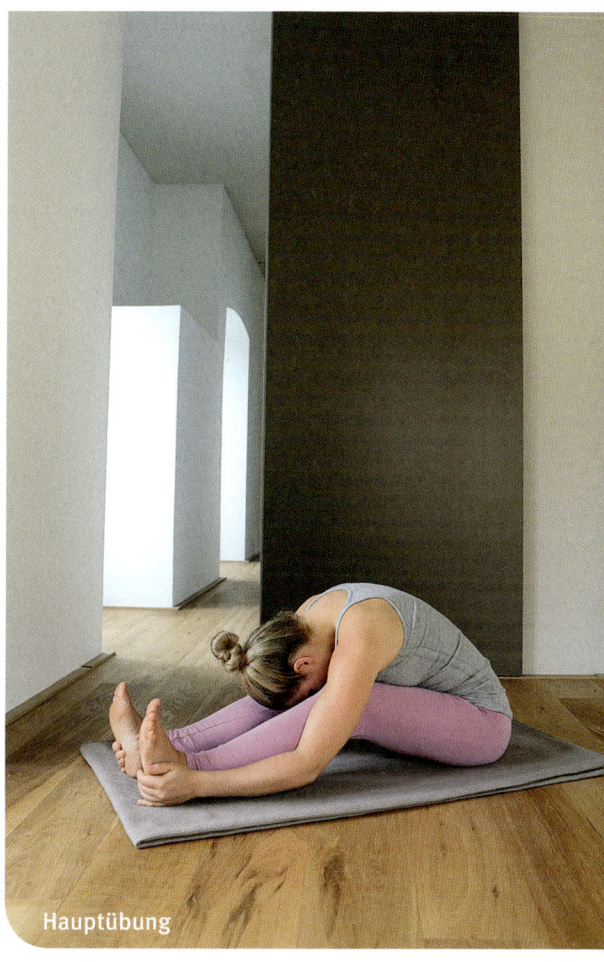

Hauptübung

VARIANTE

● Die Vorbeuge kann auch mit gekreuzten Armen und Beinen eingenommen werden.

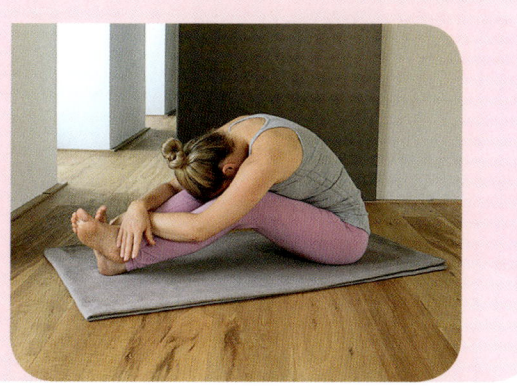

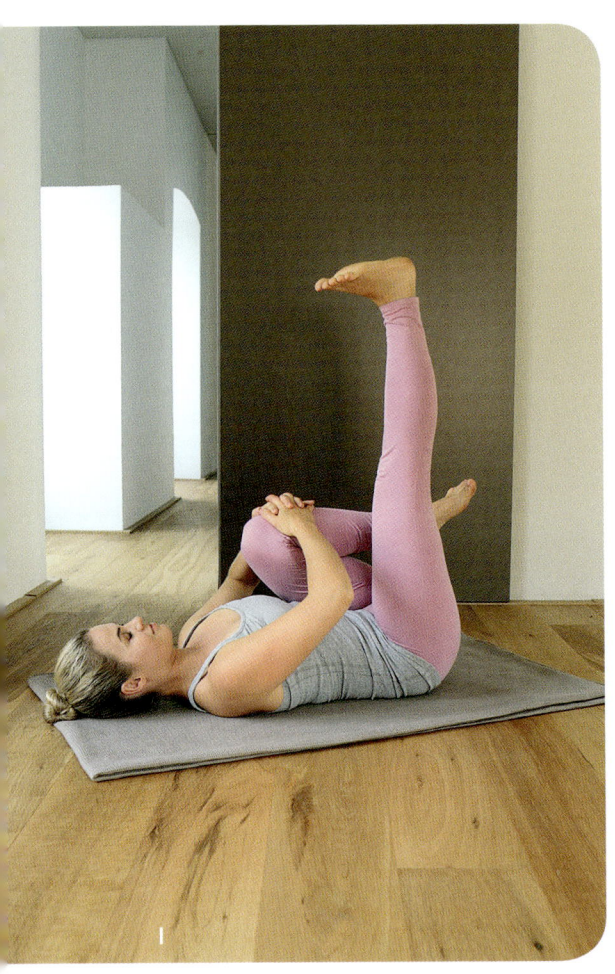

I

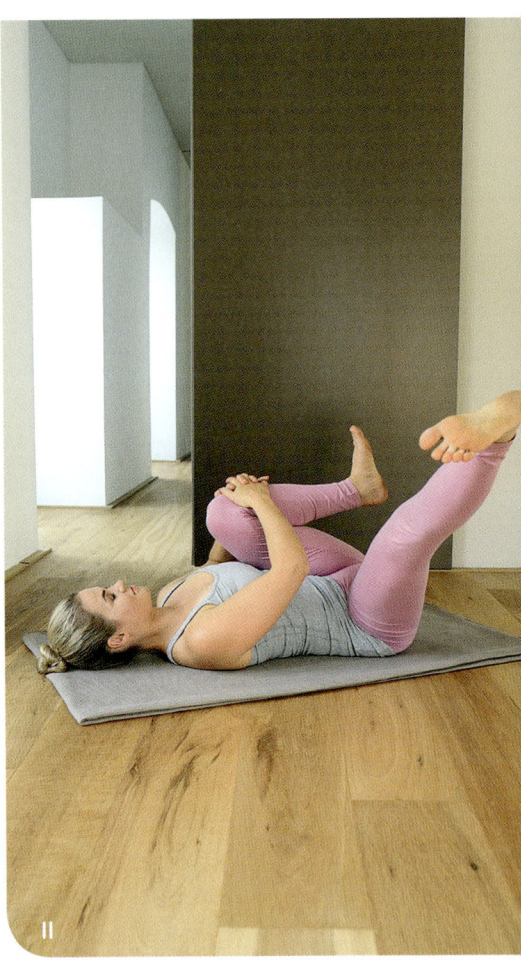

II

Beinkreisen in Rückenlage

Eine der besten Übungen für die Hüftgelenke! Massiert alle Organe, insbesondere diejenigen im Beckenbereich, und mobilisiert und stärkt die Bänder der Hüftgelenke.

Praxis

1. Legen Sie sich auf den Rücken. Ziehen Sie mit den Händen die Knie zur Brust, strecken Sie das rechte Bein nach oben und umfassen Sie das linke Knie mit beiden Händen. Das Kinn ist leicht angezogen (Bild I).
2. Führen Sie nun das rechte Bein zur Seite (Bild II), nach vorn und wieder zurück nach oben.
3. Beugen Sie das rechte Bein und ziehen Sie beide Knie wieder kräftig zur Brust.
4. Dann wechseln Sie die Seite und führen pro Seite 4 bis 5 Wiederholungen im Wechsel aus. Lassen Sie dabei den Atem fließen.

Optimal. Achten Sie darauf, dass Ihr Rücken während der einseitigen Beinbewegungen ganz auf dem Boden bleibt. Ziehen Sie deshalb das gebeugte Bein zum Schutz des Rückens gut an.

Ausgleich. Umfassen Sie mit den Händen wieder die Knie, schließen Sie die Beine und ziehen sie mit dem Einatmen zur Brust. Mit dem Ausatmen lösen Sie die Spannung. Machen Sie 6 bis 12 Wiederholungen.

Variante. Wem es nicht möglich ist, das Bein zu strecken, der kann die kreisenden Bewegungen auch mit gebeugtem Bein ausführen.

Ich lasse los und gehe weiter.

Armkreisen in Seitenlage

Eine der besten Übungen für das Schultergelenk! Sie lockert und mobilisiert den oberen Rücken, weitet den Brustbereich und massiert Herz und Lungen.

Praxis

1. Kommen Sie in die Seitenlage. Winkeln Sie das obere Bein an und ziehen Sie das Knie in Richtung Brust. Die Arme sind in Blickrichtung abgelegt (Bild rechts oben).
2. Ziehen Sie nun mit dem oberen Arm einen kompletten Kreis. Machen Sie anschließend noch 3 bis 6 Kreisbewegungen. Lassen Sie den Atem fließen.
3. Drehen Sie sich nun auf die andere Seite und kreisen Sie den anderen Arm gleich oft.

Optimal. Der kreisende Arm ist locker. Während Sie den Arm zur Seite drehen, geben Sie im Rücken und auch beim angewinkelten Bein nach, heben Sie es eventuell sogar etwas an. Die Hand des kreisenden Arms sollte immer den Boden berühren.

Ausgleich. Kommen Sie jetzt in die Rückenlage, stellen Sie die Beine auf und kreisen beide Arme mehrmals, indem Sie diese seitlich nach oben führen bis zu den Ohren und dann durch die Mitte wieder nach unten (Bild rechts unten).

Variante A. Sie können auch gerne im Armkreisen die Richtung wechseln.

Variante B. Statt des Kreisens können Sie die Arme einfach mehrmals auf die gegenüberliegende Seite legen und in die Dehnung im Brustbereich hineinspüren.

Alles, was beengt und begrenzt, lasse ich los.

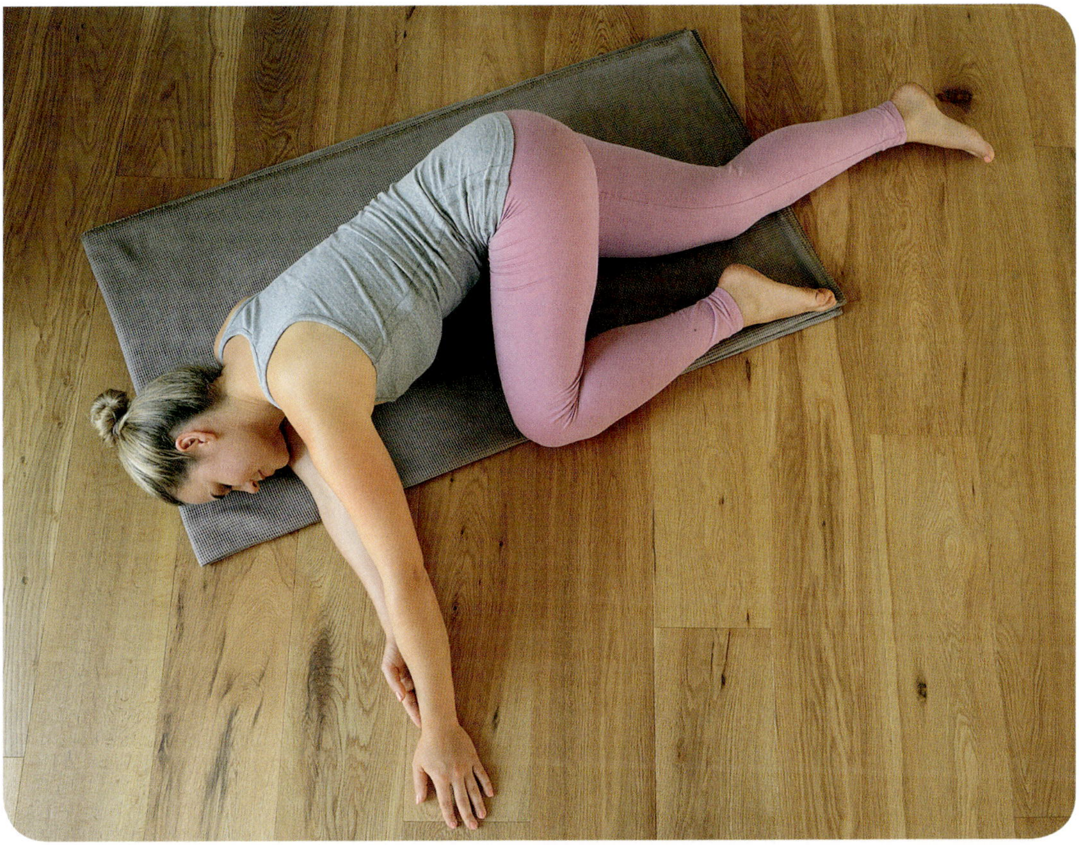

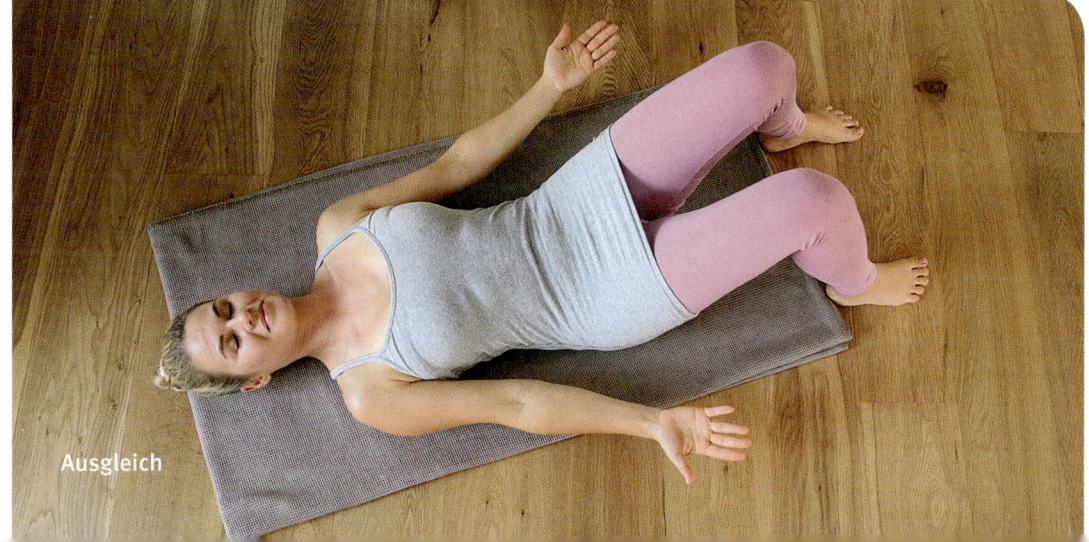

Ausgleich

Krafttrio für den Bauch

Ein unschlagbares Trio für die Bauchmuskulatur, das zwar fordert, aber seine Wirkung nicht verfehlt. Stärkt die ganze Rumpfvorderseite, deren Längs- und Schrägmuskulatur und massiert die Organe im Beckenbereich.

Praxis

Rad fahren: Rückenlage, Fäuste liegen unter oder noch besser vor dem Gesäß auf. Nun das eine Bein senkrecht zur Decke strecken, nach vorn führen in die Waagrechte, Knie beugen und wieder zur Brust ziehen. Mit beiden Beinen im Wechsel mehrmals wiederholen (Bild rechts oben). Atem dabei fließen lassen. Am Ende beide Knie umarmen und Rücken und Bauch entspannen.

Beinschwenker: Arme seitlich ausstrecken, die Beine geschlossen zur Decke strecken und nun achtsam wie ein Scheibenwischer von der einen Seite zur anderen schwenken (Bild rechts Mitte). Zum Schluss wieder zur Mitte kommen, die Beine umarmen und sich entspannen.

Schere: Arme seitlich ausstrecken, Beine senkrecht strecken und kreuzen (Bild rechts unten) und nun im Wechsel die Beine grätschen und kreuzen. Mehrmals wiederholen. Zum Schluss die Beine wieder umarmen und sich entspannen.

Optimal. Achten Sie darauf, dass bei allen drei Übungen der Lendenwirbelbereich immer Bodenkontakt hat und die Beine locker bleiben.

Variante. Sie können alle drei Übungen auch statisch praktizieren, indem Sie beim Rad fahren das waagerecht gestreckte Bein nicht sofort wieder anziehen, beim Beinschwenker die Beine auf jeder Seite kurz halten oder bei der Schere die Beine einen Moment gegrätscht lassen.

Ich kann viel mehr, als ich glaube.

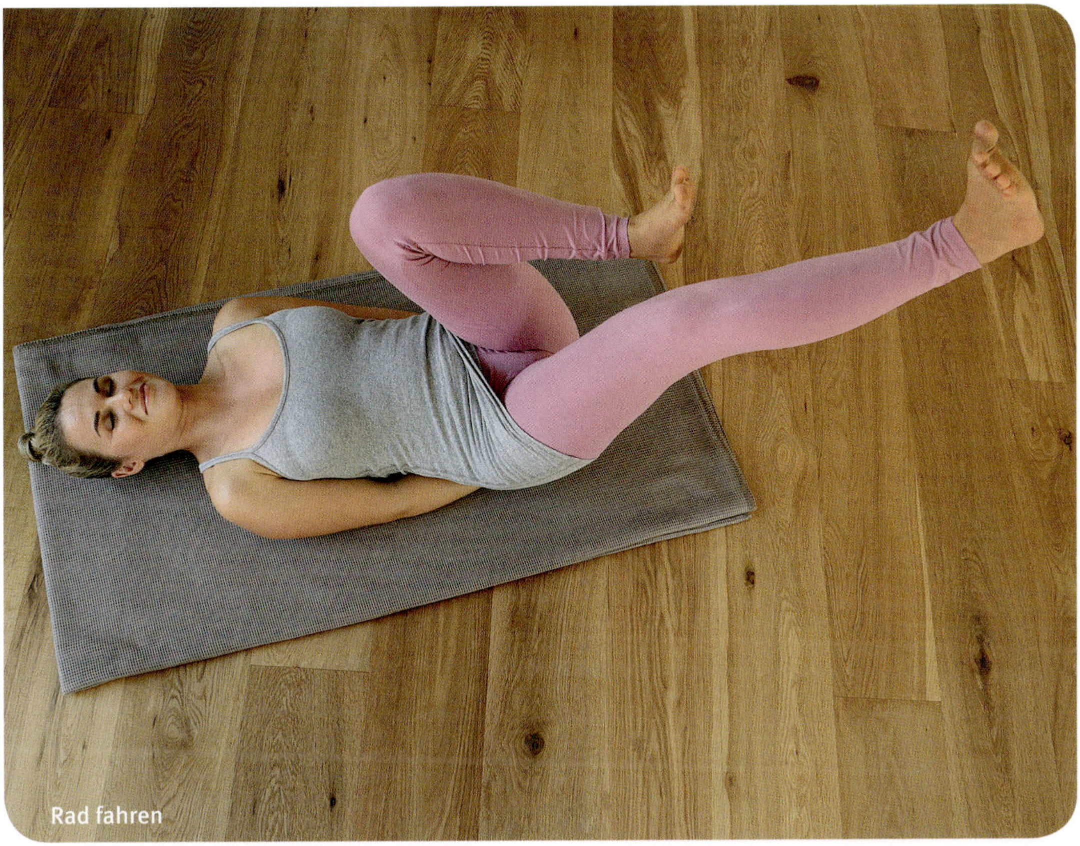

Rad fahren

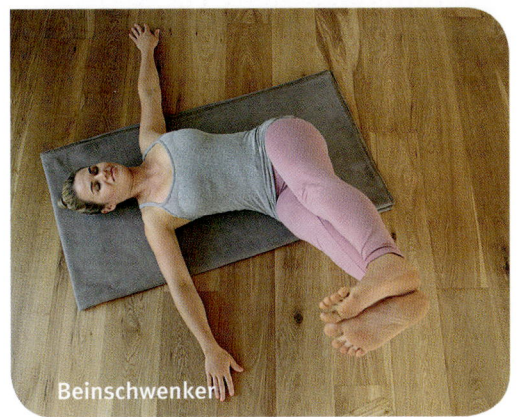

Beinschwenker

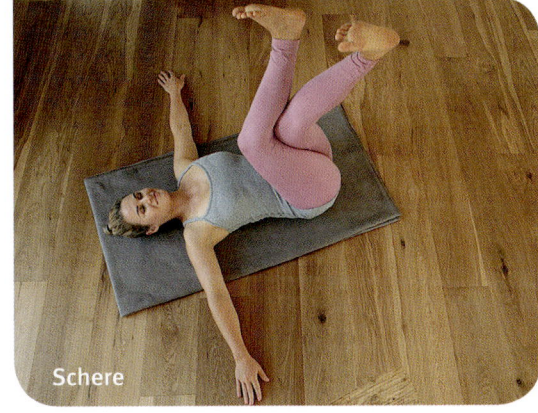

Schere

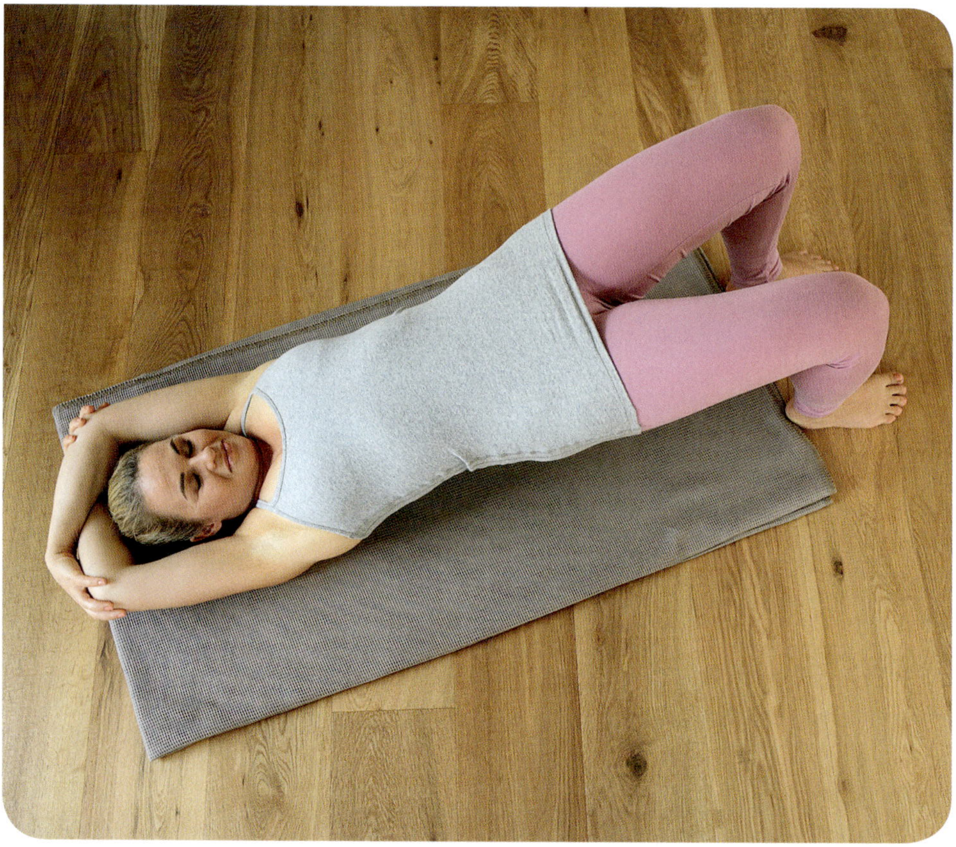

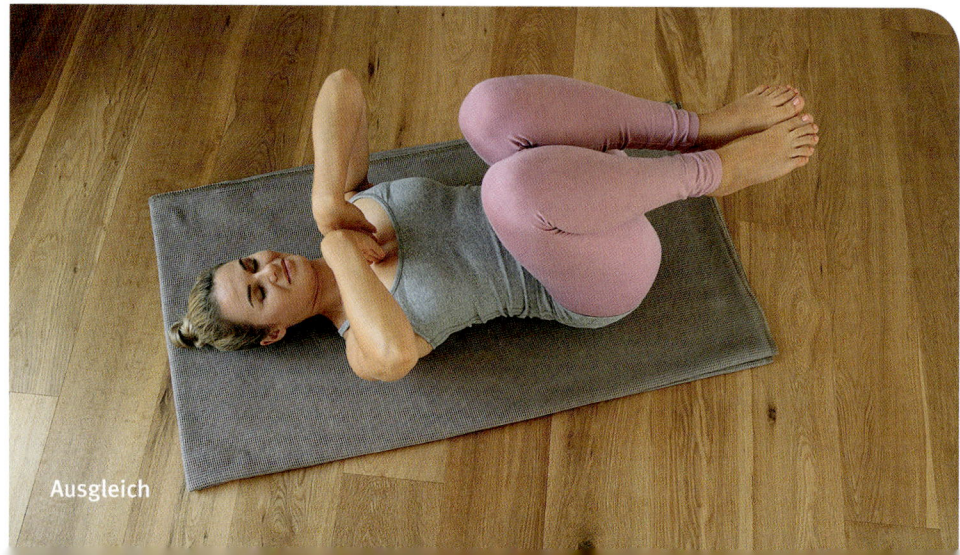

Ausgleich

Brücke

Kräftigt die komplette Rückenmuskulatur.

Praxis

1. Stellen Sie in der Rückenlage die Füße hüftbreit auf. Fassen Sie mit den Händen die Ellenbogen und legen Sie die Arme über dem Kopf ab.
2. Mit dem Einatmen heben Sie das Becken so weit wie möglich an (Bild links oben) und bleiben für 6 bis 12 Atemzüge in dieser Stellung.
3. Mit dem Ausatmen senken Sie das Becken wieder ab und begeben sich direkt in die Ausgleichshaltung.

Ausgleich. Ziehen Sie die Knie zur Brust und umarmen Sie diese kräftig. Verweilen Sie einen Moment in dieser Stellung. Danach strecken Sie Arme und Beine während der Einatmung zur Decke und beugen diese wieder während der Ausatmung. Diesen Ausgleich 4- bis 8-mal wiederholen. Machen Sie diese Bewegung bewusst langsam und lassen Sie die Müdigkeit und Entspannung zu – das ist sozusagen die Einleitung zur Tiefenentspannung.

Optimal. Halten Sie das Kinn angezogen. In der Endposition der Brücke schieben Sie Scham- und Brustbein immer wieder in Richtung Decke.

Am Ende dieser Übungsreihe eignet sich die Rücken-Tiefenentspannung (Seite 161). Die Wirkung der vorangegangenen Übungen kommt jetzt voll zur Entfaltung – und das möchten Sie sich doch sicher nicht entgehen lassen.

Ich übergebe mich selbst und mein Leben der göttlichen Liebe.

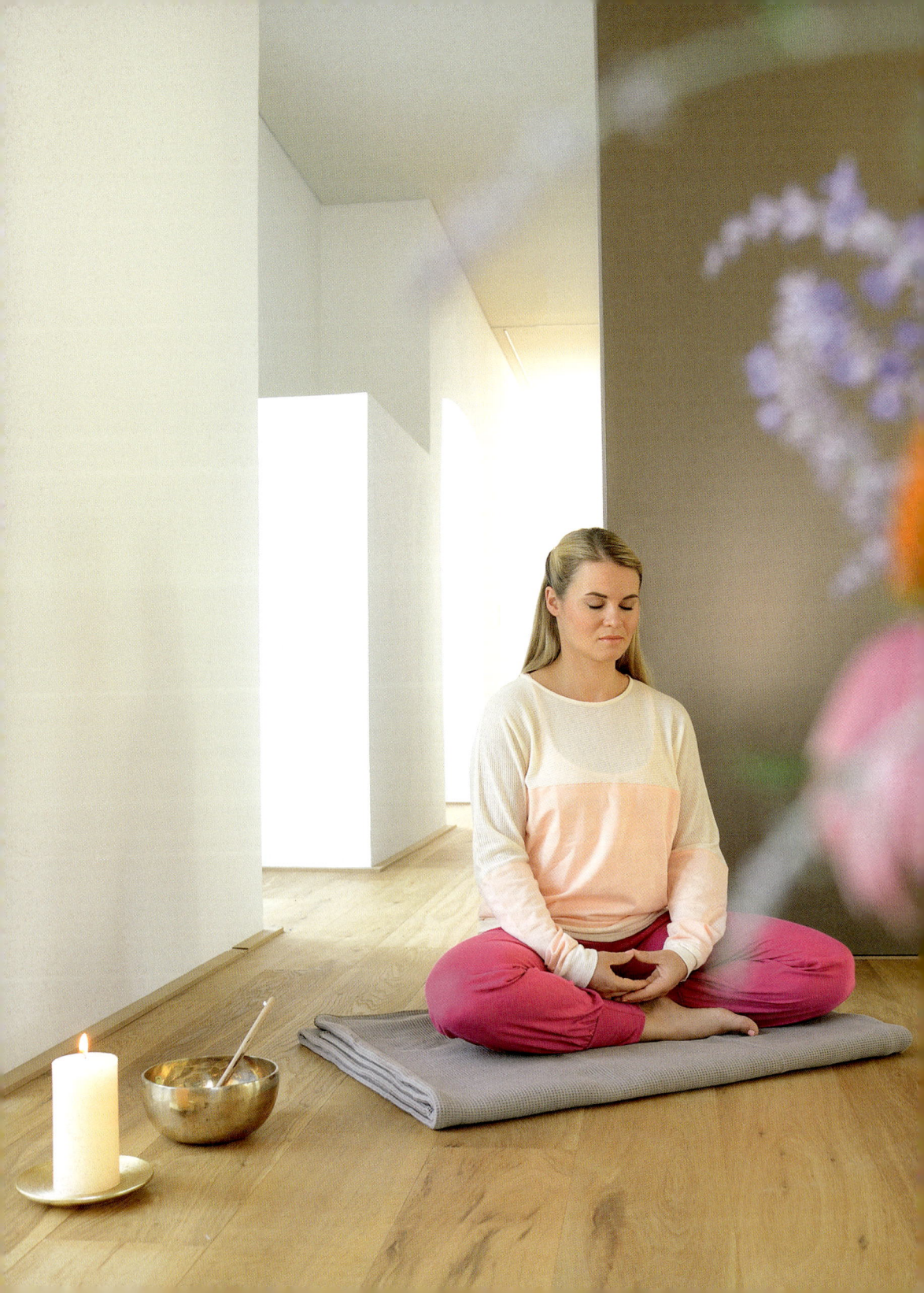

Yoga – die Seele und der Alltag

Mudras, Pranayamas, Mantras, Meditation, Entspannung und Spiritualität tragen ganzheitlich zum Wohlbefinden für Körper und Seele bei. Lassen Sie sich ganz darauf ein.

Mudras, Pranayamas, Mantras

Nebst kräftigen Muskeln stärken Ihnen einfache Handgesten (Mudras), wirkungsvolle Atemübungen (Pranayamas) und positive Affirmationen (Mantras) den Rücken.

Forschungen belegen, dass sich die Strukturen des Körpers in jeder Zelle wiederfinden, ebenso in jedem Körperglied, somit auch in den Händen und Fingern. Die Handrücken entsprechen beispielsweise unserem Rücken. Wenn wir sie kräftig aneinanderreiben, spüren wir dies direkt im Rücken, oder aber es wird uns dabei angenehm warm und unsere Lebensgeister werden wach. Durch den Mittelfinger führen die gleichen Meridiane, die auch durch den Rücken strömen. Rückenverspannungen verhindern oft den optimalen Energiedurchfluss. Durch die Wirbelsäule strömen aber auch Energien, die noch feinstofflicher sind als die Meridiane beziehungsweise eine noch höhere Schwingung aufweisen. Das sind die sogenannten Nadis. Laut Keshav Dev, dem indischen Mudra-Experten, kann mit den Mudras positiv auf all diese Energien eingewirkt werden.

Die Bedeutung der Mudras

Der Begriff „Mudra" stammt aus dem Sanskrit und bedeutet „Siegel", in weiteren Übersetzungen auch „Das, was Freude bringt". Die Mudra ist eine symbolische Handgeste, die sowohl im alltäglichen Leben als auch in der religiösen Praxis ihre Anwendung findet.

Es gibt verschiedene Mudras für diverse Zwecke. Die Heil-Mudras, die für uns hier wichtig sind, kommen hauptsächlich aus der indischen Heilslehre, und zwar aus dem Ayurveda, und aus der chinesischen Heilslehre.

Das Formen einer Mudra ist recht einfach. Der Druck der Hände oder der Finger, die aneinander liegen, ist sanft, so als würde die Anziehung zweier Magnete die Finger oder Hände zusammenhalten.

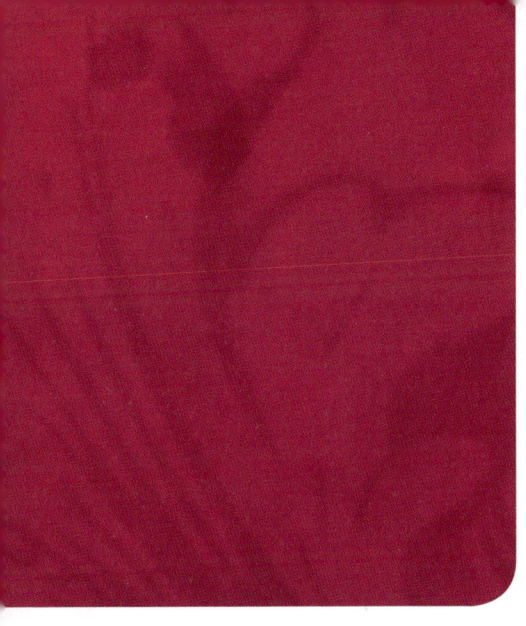

Eine Mudra bildet hier eine Ausnahme, und zwar die sogenannte Rücken-Mudra, die bereits nach wenigen Minuten wirkt und so bei akutem Schmerz helfen kann.

Das Halten einer Mudra bedeutet auch immer ein Innehalten, ein Nachdenken. Deshalb ist es wichtig, dass jegliche negativen Gedanken sofort verbannt werden und man sich mit etwas Positivem und Konstruktivem beschäftigt. Tagträumereien lösen ebenfalls positive Impulse aus. Außerdem ist beim Halten von Mudras eine bewusste Konzentration auf die Atmung möglich. Oder man aktiviert seine Vorstellungskraft und kreiert schöne Bilder im Kopf.

Pranayamas – Atemübungen

„Pranayama" heißt übersetzt „Kontrolle des Atems". Damit sind nicht nur spezielle Atemübungen, sondern auch das bewusste und verlangsamte Atmen während der Körperarbeit gemeint.

Im Alltag geschieht die Atmung automatisch, in vielen Fällen zu flach und zu hektisch, besonders in Stresssituationen. Während der Körperarbeit des RückenYoga wird der Atem den Körperbewegungen angepasst und dadurch verlangsamt; er bekommt einen neuen Rhythmus.

Der Yogi-Atem besteht aus 4 Phasen: Einatmen – Pause – Ausatmen – Pause. Die

Die nachfolgend beschriebenen Mudras sind für jedermann machbar. Achten Sie darauf, dass Sie während des Haltens entspannt bleiben. Wenn Sie ermüden, legen Sie einfach eine Pause ein. Dazu lassen Sie die Arme sinken, lösen die Mudra kurz auf und nehmen die Haltung wieder neu ein. Sie können die Mudras stehend, gehend, sitzend oder auch liegend praktizieren. Sie bestimmen, wie lange Sie eine Mudra halten wollen. Experten empfehlen täglich 45 Minuten. Diese etwas lange Zeitdauer kann auch in 3-mal 15 Minuten aufgeteilt werden. Es ist aber gut möglich, dass sogar schon 3-mal täglich 7 bis 10 Minuten genügen, da die Menschen heutzutage im Allgemeinen sensibler und empfänglicher sind als früher. Es empfiehlt sich, eine Mudra regelmäßig einige Tage lang hintereinander zu praktizieren, damit sich ihre volle Wirkung entfalten kann.

Atmung ist tief, langsam und rhythmisch. Zudem werden die Pausen nach dem Ein- und Ausatmen etwas verlängert. Laut Forschung strömt in den Pausen – besonders nach dem Einatmen – vermehrt Sauerstoff ins Blut, das ihn zu den einzelnen Körperzellen transportiert. Dieser wird für den Stoffwechsel benötigt und vitalisiert die Zellen, so auch diejenigen in der Rückenmuskulatur, den Bandscheiben und in den Knochen der Wirbelgelenke. Vitale Muskeln verspannen sich weniger schnell, womit Rückenschmerzen vorgebeugt wird.

Mit dem Yogi-Atem können auch Entzündungen vorgebeugt, oder, wenn sie schon bestehen, heilend auf sie eingewirkt werden. Ein verlangsamter und tiefer Atem wirkt sich positiv auf das Nerven- und Immunsystem aus. Zudem werden die Organe tief greifend massiert und dadurch besser durchblutet. Man vermutet auch, dass Zellen mit genug Sauerstoff weniger krebsanfällig sind.

Achten Sie also während des Übens immer darauf, nach der Einatmung eine kleine Pause einzuhalten, selbst wenn es heißt, dass Sie den Atem frei fließen lassen können. Das regt den Stoffwechsel in jeder Zelle an und wirkt reinigend beziehungsweise entzündungshemmend.

Mehrmals tief und langsam Einatmen hat eine vitalisierende Wirkung, mehrmals tief und langsam Ausatmen hat eine beruhigende Wirkung. Sind Ein-atmung und Ausatmung in etwa gleich lang, hat dies für Körper, Geist und Seele eine wohltuende und harmonisierende Wirkung. Gönnen Sie Ihrem Körper mit wenig Aufwand viel Gutes – auch hin und wieder im Alltag.

Neben dieser allgemeinen Yoga-Atemweise können Sie zusätzlich spezielle Yoga-Atemübungen praktizieren, um positiv auf die Kraft und Beweglichkeit des Rückens einzuwirken. Wie bereits erläutert, profitiert davon immer der ganze Körper. Und es gibt noch einen weiteren wichtigen Grund für die Praxis von Pranayamas: Sie machen geistig frisch und heben die Stimmung.

Mantras

Die traditionellen Mantras wurden in Sanskrit festgehalten und werden noch heute in dieser Form rezitiert. Das wohl bekannteste Mantra ist „om", das den harmonischen Urklang des Universums repräsentiert.

Mantras dienen der Freisetzung positiver Energien und somit der Stärkung von Körper, Geist und Seele. So helfen sie Ihnen, kleine und große Wünsche zu erfüllen und Ihre Ziele zu erreichen.

Zudem fordern Mantras Ihre inneren Überzeugungen heraus und lassen Sie alte Denkmuster ablegen und mit neuen ersetzen. Ein Mantra ist ein konstruktiver

Impuls für Ihr Unterbewusstsein, der dieses nachhaltig positiv beeinflusst.

Ihr Rücken weiß es zu schätzen, wenn Sie ihn mit positiven Gedanken unterstützen. Wählen Sie sorgfältig liebevolle und kraftvolle Sätze, oder sogar nur ein Wort, aus, die Sie dann regelmäßig für sich wiederholen. So werden sie zu Ihrem ganz persönlichen Mantra.

Formulieren Sie für sich ein Mantra, das für Sie in der momentanen Situation stimmig ist. Achten Sie darauf, dass Ihr Mantra
• kurz,
• in der Gegenwart und
• positiv formuliert ist.

Beispiele finden Sie bei den einzelnen Übungen ab Seite 35. Wiederholen Sie diese während des Übens, wenn die Mantras Sie ansprechen.

Um Ihren Rücken zu stärken oder zu heilen, können Sie ein eigenes, ganz spezifisches Mantra formulieren wie beispielsweise: „Mein Rücken ist stark." Es darf sich aber auch auf den ganzen Körper beziehen: „Ich bin gesund" oder „Energie strömt durch meinen ganzen Körper". So wird Ihr Rücken im Gesamtzusammenhang des Körpers unterstützt. Natürlich dürfen Sie auch die mentale und emotionale Ebene miteinbeziehen. Ihr Mantra könnten Sie dann folgendermaßen formulieren: „Ich bin gelassen" oder „Ich bin zuversichtlich".

Spüren Sie einfach in sich hinein, was für Sie am stimmigsten ist.

Sprechen Sie Ihr Mantra immer mit innerer Hingabe und ruhiger Gelassenheit und spüren Sie es mit der Energie Ihres ganzen Seins.

Wählen Sie ein einziges Mantra aus, wenn Sie eine akute Situation haben oder wenn Sie sich voll und ganz einem (Lebens-)thema hingeben wollen.

Arbeiten Sie nicht mit zu vielen Mantras, sonst wird es für Ihr Unterbewusstsein zu kompliziert. Setzen Sie Ihr Mantra während der Körperübungen, in der Rücken-Tiefenentspannung oder Ihrer Meditationen ein. Wiederholen Sie es auch im Alltag still für sich, wenn Sie von der kraftvollen Wirkung profitieren möchten, zum Beispiel vor einem schwierigen Gespräch oder einer anspruchsvollen Aufgabe. Zudem können Sie das Wiederholen auch routinemäßig in Ihren Tagesablauf einfügen, sodass das Mantra unter der Dusche erklingen kann, im Auto oder beim Kaffee zubereiten.

So werden Sie schon bald spüren, wie Mantras Sie im Alltag unterstützen. Sie haben ein wertvolles Instrument in der Hand, um sich persönlich weiterzuentwickeln, Ihre Herausforderungen anzunehmen und gut verwurzelt im Leben zu stehen – mit einem starken Rücken.

Handrückenmassage

Aktiviert die Meridiane der Hände und Finger. Lächeln Sie dabei! Mudras sind keine todernste, sondern eine beschwingte Angelegenheit.

Praxis

1. Legen Sie die eine Hand auf den Handrücken der anderen und reiben Sie damit vom Handgelenk in Richtung Finger. Laut der Chinesischen Medizin sollte man dies 36-mal tun.
2. Danach wechseln Sie Handstellung und reiben auch hier 36-mal den Handrücken.
3. Wenn Sie dabei die Finger der einen Hand zwischen die Finger der anderen gleiten lassen (Bild unten), stimulieren Sie damit gleichzeitig alle Meridiane, die durch die Oberfläche wie auch durch das Innere der Hände in die Finger strömen.

Optimal. Der Druck beim Reiben ist sehr sanft, Sie dürfen jedoch gern das Tempo erhöhen. Bleiben Sie dabei rundum entspannt.

Wohltuend, etwas fordernd und interessant für den Rücken wird die Massage, wenn Sie dabei die Hände nicht vor der Körpermitte, sondern über dem Kopf oder hinter dem Gesäß mit nach hinten gerollten Schultern durchführen. Lassen Sie Ihren Rücken stets aufrecht.

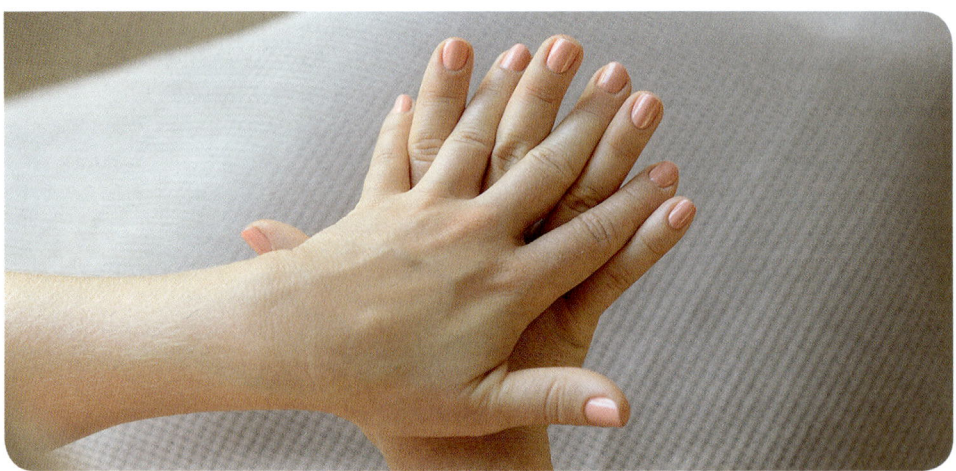

Mittelfingermassage und Mittelfinger halten

Diese Mudra regt einerseits den Durchfluss der Rücken-
energien an und weckt andererseits den inneren Antrieb,
weil Gallenblasen- und Kreislaufmeridian stimuliert werden.

Praxis

1. Legen Sie den Mittelfinger der einen Hand in die 4 langen Finger der anderen Hand, der Daumen ruht auf dem Nagel des Mittelfingers (Bild unten).
2. Nun streichen Sie in flottem Tempo 48-mal in Richtung Handrücken und wiederholen dasselbe mit dem anderen Mittelfinger.

Optimal. Sie können die Hände auch auf ein Polster legen (in der U-Bahn auf die Tasche), damit sie wirklich ganz bequem und entspannt aufliegen.

Mittelfinger halten. Zwischendurch kann der eine Mittelfinger auch einfach mit den 4 langen Fingern der anderen Hand gehalten werden. Dies löst Verspannungen im Nacken und im oberen Rücken.

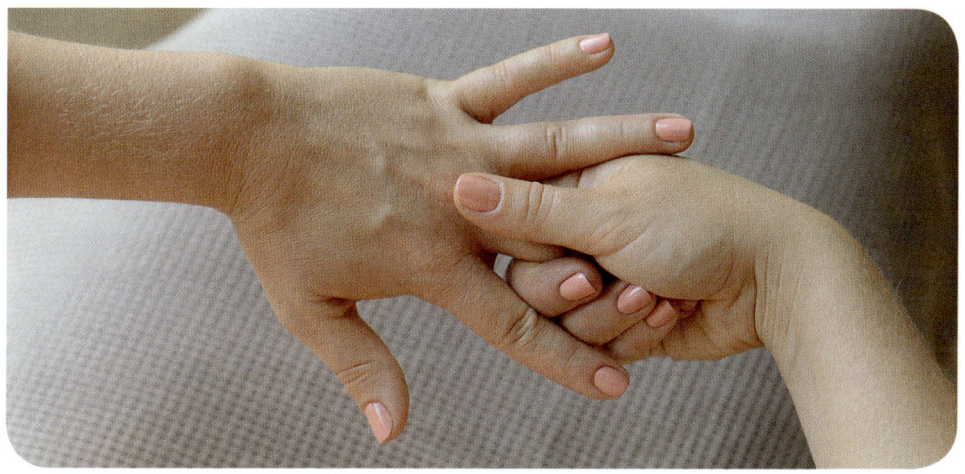

Rücken-Mudra

Bei dieser Mudra durchströmt den Rücken schon nach wenigen Minuten eine wohltuende Wärme und Spannungen im Lendenwirbelbereich lösen sich.

Praxis

1. Legen Sie bei der rechten Hand die Kuppen von Zeigefinger und Daumen und bei der linken Hand von Daumen, Mittelfinger und kleinem Finger aneinander (Bild unten).
2. Praktizieren Sie dabei die Yogi-Atmung (Seite 145) oder kreieren Sie im Geiste Bilder, wie Sie das Beste aus den gegebenen Umständen machen und trotz Ihrer Rückenbeschwerden Ihr Leben in vollen Zügen genießen können. Das kann etwas Kreativität von Ihnen abverlangen, und das ist auch gut so. Nur so bringen Sie Ihre Gehirnzellen zum Tanzen.

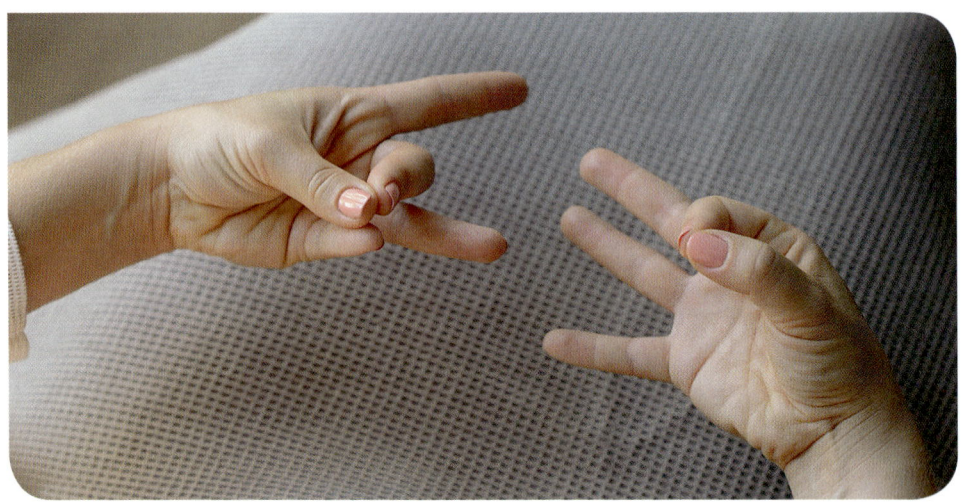

Willen-Mudra

Diese Mudra stärkt durch die Haltung der Arme die Rückenmuskulatur und die Bänder entlang der Wirbelsäule und
ganz nebenbei Ihre Durchschlagskraft.

Praxis

1. Halten Sie die gestreckten Mittelfinger und Daumen aneinander, die anderen Finger werden verschränkt (Bild unten).
2. Um das Lungenvolumen zu vergrößern, sollten Sie die Ellenbogen zur Seite drücken, indem die Unterarme waagrecht gehalten werden. Die Hände werden so 4 Atemzüge lang vor den Solarplexus, danach 3 Atemzüge lang vor dem Brustbein, 2 Atemzüge lang vor der Stirn und schließlich für einen Atemzug über dem Kopf gehalten.
3. Wiederholen Sie den Zyklus mehrmals oder halten Sie anschließend die Hände zur Mudra geformt einige Minuten lang vor der Körpermitte.

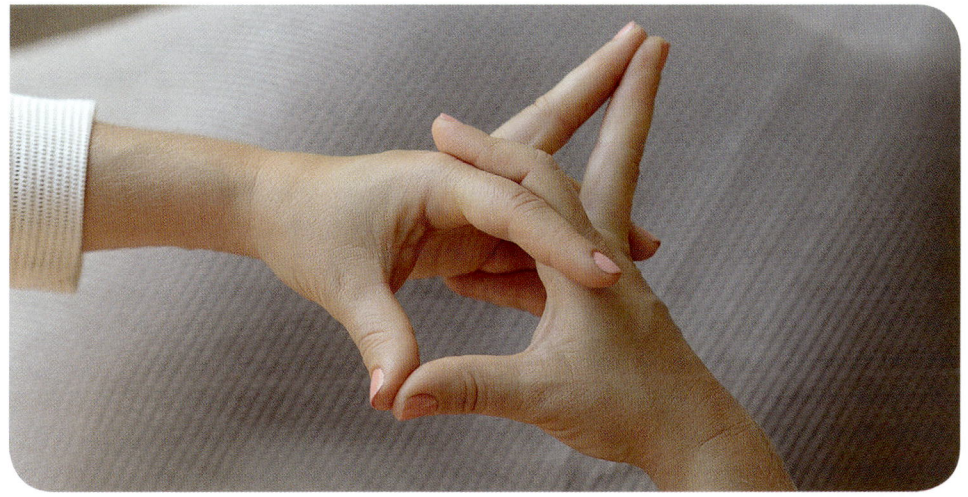

Stufenatem

Fühlen Sie, wie sich dieses Pranayama reinigend und erfrischend auf die Lungen auswirkt. Zudem macht die Übung geistig frisch und hebt die Stimmung.

Praxis

1. Wird stehend (mit lockeren Knien), im Meditationssitz, Fersensitz oder auf einem Stuhl sitzend praktiziert.
2. Einatmend die Arme stufenweise anheben (Bild I), bis sie senkrecht nach oben und hinter den Ohren sind. Bei jeder Stufe durch die Nase ein bisschen Luft schnappen – das tönt wie eine alte Dampflokomotive. Die Finger sind zum Schluss gestreckt (Bild II).
3. Danach langsam und gründlich ausatmen und die Arme wieder senken.
4. Zum Schluss die Hände auf die Oberschenkel legen, kurz einatmen und nochmals tief und gründlich ausatmen, dabei die Bauchdecke einziehen und das Kinn an die Kehle pressen (Bild III).
5. Einatmen und sich wieder aufrichten.
6. Danach das Ganze mehrmals wiederholen.

Optimal. Stellen Sie sich vor, diese Übung auf einem Trampolin zu machen: Um die Balance zu halten, würde der ganze Körper mitschwingen – ja, so ist es richtig, üben Sie auch ohne Trampolin genauso. In der klassischen Version wird immer durch die Nase geatmet – aber falls es Ihnen leichter fällt, dürfen Sie dabei auch durch den Mund ausatmen. – Üben Sie beschwingt und mit einem Lächeln im Gesicht!

Variante. Die Arme seitlich stufenweise anheben oder die Arme diagonal stufenweise anheben usw. Mit dem Variieren der Armstellung erreichen Sie auch immer wieder andere Lungenbereiche, die davon profitieren. Die ganze Lunge kann damit wieder einmal gründlich durchgelüftet werden.

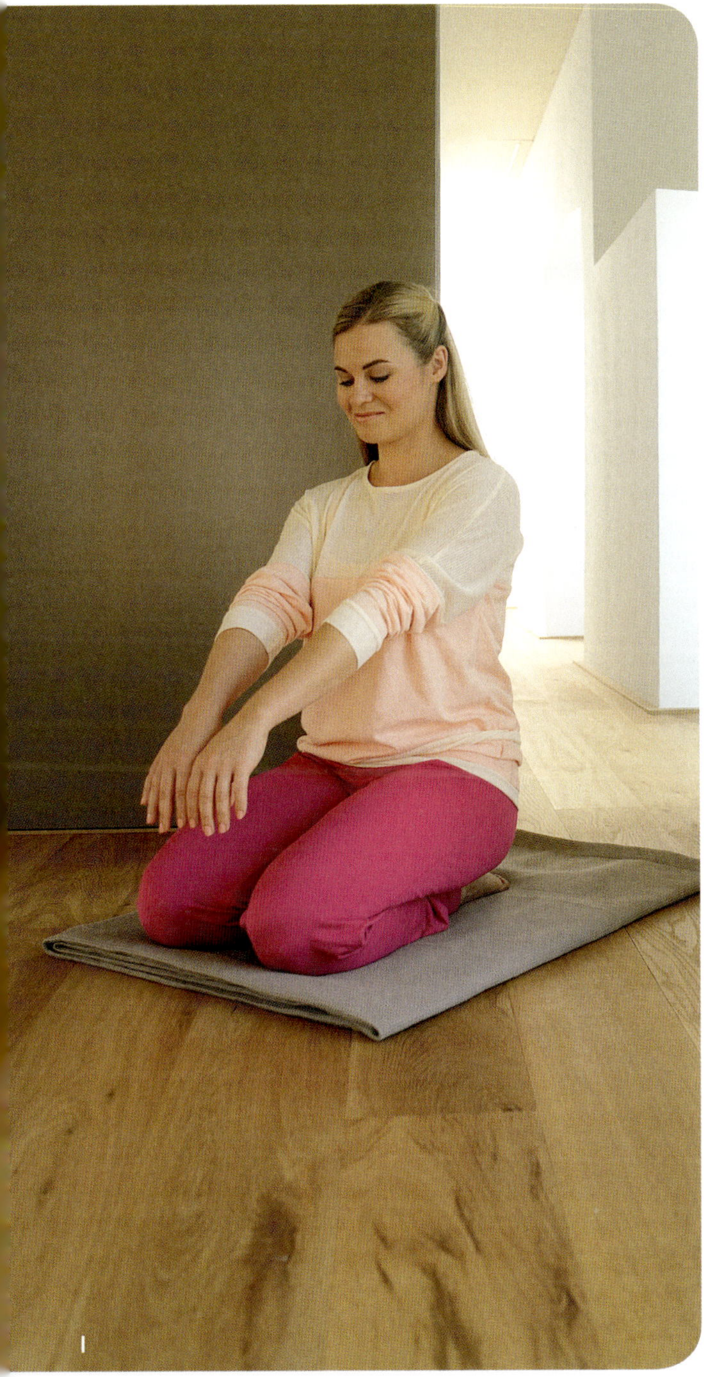

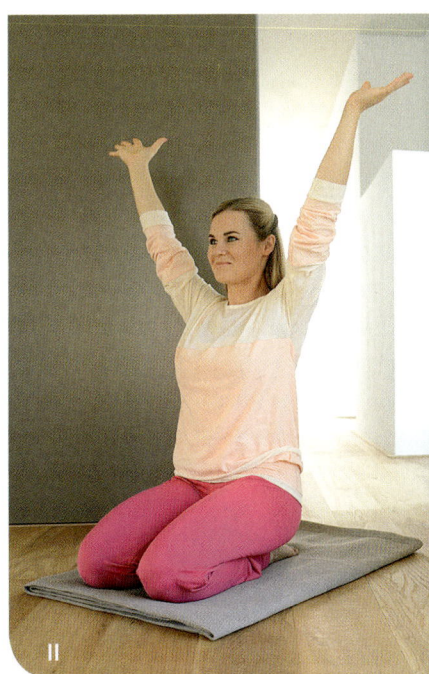

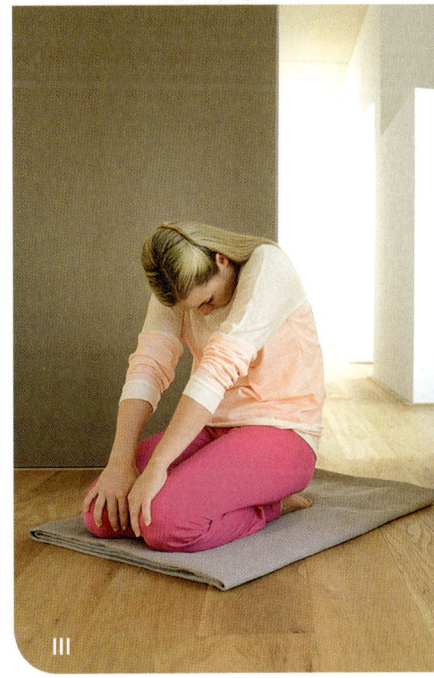

Energielenkendes Pranayama

Mit diesem Pranayama können Sie ganz gezielt Energie in Ihren Rücken lenken, genau da, wo Sie diese am meisten gebrauchen.

Praxis

1. Gehen Sie in die therapeutische Rückendehnung (Seite 120) – die Entspannungshaltung, in der Sie die Oberarme vor dem Kopf fassen. Atmen Sie tief und bewusst ein und lenken Sie die Energie des Atems in Ihren Rücken.
2. Ist der untere Rücken Ihre Herausforderung, lenken Sie die Energie dahin, ist der Nacken verspannt, kommt die Energie in erster Linie ihm zugute.
3. Atmen Sie tief und bewusst wieder aus. Dann wieder tief einatmen und die Energie lenken.
4. Praktizieren Sie dies 10 bis 20 Atemzüge lang.

Optimal. Je tiefer Sie einatmen, desto mehr Energie – Prana – fließt in Ihrem Körper. Spüren Sie nach dem Einatmen einen kurzen Moment bewusst dorthin, wo die Energie hingeflossen ist.

Variante. Dieses Pranayama können Sie natürlich in jeder Lage machen: im Stehen, Sitzen oder Liegen, wo Sie auch gerade sind.

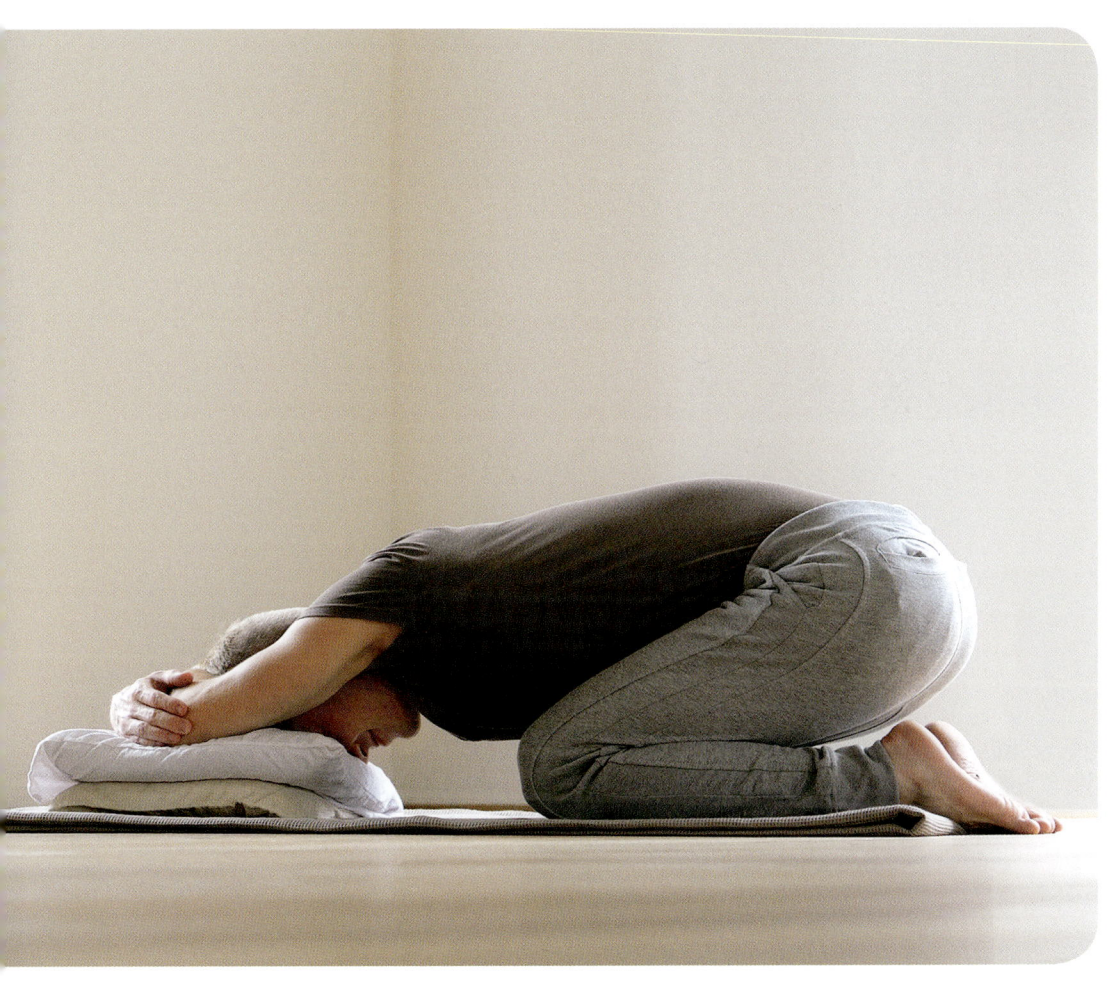

Entspannung und Meditation

Körper und Seele brauchen zum Wohlbefinden nicht nur Aktivität und Bewegung, sondern auch Zeiten der Erholung und Regeneration.

Entspannung

In diesem Buch laden wir Sie ein, einerseits Ihren Rücken durch Bewegung zu lockern, zu stärken und zu vitalisieren, andererseits dürfen Sie sich immer wieder eine wohltuenden und wohlverdiente Entspannung gönnen. Entspannung ist ein integraler Bestandteil jeder Übungsfolge – zum krönenden Abschluss. Dadurch wird der Effekt der vorangegangenen Bewegung verstärkt und vertieft. Es ist auch ein Moment des puren Genusses, denken Sie an die Entspannungslage mit den Beinen auf dem Stuhl, das gerollte Blatt oder an die entspannte Rückenlage, auch Savasana genannt.

Es mag auch sein, dass Sie sich zu einem bestimmten Zeitpunkt zu müde fühlen, um sich zu bewegen oder dass irgendeine Stelle in Ihrem Körper zu sehr schmerzt.

Entspannen Sie sich in diesem Fall zuerst und beobachten Sie, wie sich dadurch bereits Vieles in Ihnen verändert. Da der Parasympathikus (der entspannende Teil des Nervensystems) angeregt wird und der Sympathikus (der aktivierende Teil des Nervensystems) reduziert wird, stellt sich ein neues Gleichgewicht ein. Oftmals ist danach Bewegung wieder möglich und Sie haben sogar Lust darauf.

Wenn Sie sich ganzheitlich um Ihren Rücken kümmern, sollte Entspannung einen festen Platz in Ihrem Tagesablauf einnehmen – insbesondere nach einer RückenYoga Übungsfolge, davor oder als eigenständige Praxis.

Wie schnell schleichen sich nämlich Verspannungen im Alltag in Körper, Geist und Seele ein, oft ohne dass Sie es überhaupt merken.

verstricken und sich mit ihnen identifizieren. Beispielsweise bringen Glücksgefühle oftmals die Angst mit sich, dass das Glück ein Ende findet. Oder man bleibt in einem Gefühl von Wut, Groll oder Angst gefangen, wenn man sich ungerecht behandelt fühlt.

Um ein grundsätzlich entspanntes Leben zu führen ist es empfehlenswert, sich mindestens einmal täglich Zeit zu nehmen, all diese Verspannungen zu lösen. Sonst häufen sie sich an und führen zu Unwohlsein oder gar Krankheit. Besonders gerne wirken sich Verspannungen auf den Rücken aus, da es ein sensibler und gleichzeitig stark beanspruchter Teil unseres Körpers ist.

Auf der physischen Ebene bringen viele Alltagsaktivitäten Haltungen mit sich, die den Bewegungsapparat einseitig belasten: Vor dem Computer sitzen, schwere Sachen tragen, in unbequemen Schuhen gehen und vieles mehr. Wenn Sie sich nicht achtsam bewegen und immer wieder für Ausgleich sorgen, sind Sie bald verspannt.

Legen Sie sich zur Entspannung in eine bequeme Lage. Es ist wichtig, dass Sie sich besonders wohl fühlen und sich nicht verkrampfen. Vielleicht legen Sie sich gerne in die Rückenlage mit hochgelegten Beinen, wie wir sie in der Akutfolge vorstellen. Diese Lage ist sehr rückenschonend und auch bei Schmerzen ausführbar.

Auf der mentalen Ebene verspannen Sie sich, indem Sie repetitive und negative Gedanken hegen. Viele Menschen hängen in Gedanken unschönen Begebenheiten ihrer Vergangenheit nach oder sorgen sich über die Zukunft, malen sich Szenarien aus, die mit größter Wahrscheinlichkeit in dieser Art nie eintreffen werden.

Meditation

In der Meditation haben Sie die Gelegenheit Ihren Geist – Ihre Gedanken – besser kennen zu lernen, um diese in einem weiteren Schritt in eine von Ihnen gewünschte, konstruktive Richtung zu lenken.

Auf der emotionalen Ebene entstehen Verspannungen, wenn Sie sich in starken oder auch widersprüchlichen Gefühlen

Im Alltag bemerken viele Menschen gar nicht, was ihr eigener Geist den ganzen Tag lang so treibt, welche Gedanken er hegt und pflegt. Das führt dazu, dass sie die Kraft der Gedanken nicht zu ihren Gunsten nutzen.

Eine kleine, interessante Übung

Versuchen Sie einmal, eine kurze Minute an nichts zu denken. Beobachten Sie einfach, was in Ihrem Kopf so abgeht. Halten Sie im Alltag immer wieder mal inne und nehmen Sie einfach wahr, was für Gedanken durch Ihren Kopf ziehen. Wahrscheinlich werden Sie merken, dass diese sich oft wiederholen. Sind Ihre Gedanken meistens konstruktiv oder haben sie die Tendenz, ins Negative abzudriften? Beobachten Sie einfach und versuchen Sie, sich nicht zu bewerten, schon gar nicht sich abzuwerten. Tatsache ist, dass Sie wohl Ihr mentales Potenzial, Ihre geistige Energie, nicht vollkommen ausschöpfen. Tatsache ist aber auch, dass es in Ihren Händen liegt, dies zu ändern. Dies braucht ein bisschen Zeit, aber es lohnt sich auf jeden Fall, denn mit unseren Gedanken beeinflussen wir unsere Lebensqualität, ja sogar größtenteils unser Schicksal. Unsere Gedanken prägen unsere Gehirnstruktur und dies wiederum erzeugt die entsprechenden Gedanken. Es ist wie ein Kreis, der sich schließt. Forscher konnten aber nachweisen, dass unser Gehirn sich – so lange wir leben – immer wieder neu strukturiert. Das eröffnet neue Chancen.

Beginnen Sie also, die Energie in Ihrem Kopf in eine konstruktive Richtung zu lenken. Am besten integrieren Sie das Meditieren in Ihren Alltag. Warten Sie nicht darauf, bis Sie auf mysteriöse Weise eine ruhige Stunde „geschenkt" bekommen. Lenken Sie Ihren Gedankenstrom am Morgen beim Aufstehen, im Bus oder während einer Sitzung in eine positive Richtung. Wählen Sie zwischen den folgenden Möglichkeiten:

Gedankenverkehr beruhigen. Konzentrieren Sie sich ganz auf Ihren Rücken: Beobachten Sie, wie der Atem beim Einatmen in Ihren Körper und insbesondere in Ihren Rücken hineinfließt und beim Ausatmen aus Ihrem Körper herausfließt. Beobachten Sie einfach nur das Fließen des Atems oder lassen Sie Ihrem Rücken über den Atem heilende Energie zukommen. Sie können Ihrem Rücken in Gedanken auch einen Anstrich mit einer wohltuenden Farbe verpassen. Merken Sie, wie Ihre Gedanken dabei immer ruhiger werden.

Positive Gedanken fassen. Fassen Sie immer wieder bewusst einen positiven Gedanken. Wiederholen Sie für sich still: „Liebe", „Kraft" oder „Ruhe" oder was Ihnen sonst passend erscheint. Natürlich können Sie auch Ihr ganz persönliches Mantra wiederholen.

Positives Bild ausmalen. Tauchen Sie mit all Ihren Sinnen in ein bestimmtes Bild ein. Machen Sie im Geist eine Reise an einen schönen Ort, beispielsweise an einen Strand, an dem Sie sich besonders wohlfühlen, oder zu einer Wiese, die Ihnen gefällt. Oder stellen Sie sich vor, wie Sie beschwingt einen Berg hinaufgehen oder im Meer schwimmen, welche körperliche Betätigung auch immer Ihnen Spaß macht. Tauchen Sie vollständig in Ihre Visualisierung ein, sehen, tasten, hören, schmecken und riechen Sie, wie sich das Bild vor Ihrem inneren Auge zeigt. Beobachten Sie dabei insbesondere, wie Sie und Ihr Rücken ein Team sind.

Praxistipp. Denken Sie auch im Alltag immer wieder einmal ganz bewusst an einen vitalen Rücken. Verheddern Sie sich nicht im Schmerz und in Ihren Ängsten, sondern leben Sie in der Gegenwart und schauen Sie positiv in die Zukunft. Kreieren Sie positive Bilder: Wie Sie sich frei bewegen, Ihren Alltag anpacken oder mit Freude zur Arbeit gehen.

Wenn Sie sich bewusst Zeit nehmen für Ihre Meditation, praktizieren Sie an einem ruhigen Ort im Sitzen, im Meditationssitz oder Fersensitz. Durch das aufrechte Sitzen stärken Sie zugleich Ihren Rücken. Achten Sie darauf, dass das Sitzen für Sie angenehm ist und dass Sie sich nicht verkrampfen. Dazu können Sie sich auf ein Kissen setzen. Natürlich können Sie auch auf einem Stuhl sitzend meditieren. Schließen Sie während Ihrer Meditation die Augen. Viele Menschen schätzen das Meditieren direkt nach dem Aufstehen. Natürlich können Sie auch

während des Tages eine Pause einschieben oder abends vor dem Zubettgehen, beispielsweise nach einigen Körperübungen, eine Meditation genießen. Setzen Sie sich so lange hin, wie es angenehm ist. Beginnen Sie mit einigen Minuten, bereits eine kurze Meditation kann einen starken Effekt auf Ihren Geist haben. Verlängern Sie Ihre Meditation, wenn sich Körper und Geist daran gewöhnt haben. Bedenken Sie immer, dass nicht eine bestimmte Dauer die Qualität einer Meditation ausmacht, sondern die Intensität. Also lieber kurz und intensiv als lang und unkonzentriert. Bereits einige wenige Minuten können Ihnen einen großen Nutzen bringen.

Savasana – Vollkommene Entspannung

Die klassische Yoga-Rückenentspannungshaltung ist Savasana – die Totenstellung. In dieser Lage kann sich Ihr Körper sehr gut vollständig entspannen. Legen Sie die Füße hüftbreit auseinander, die Oberschenkel sollten sich nicht berühren. Die Zehen fallen locker nach außen. Die Arme sind etwas vom Körper entfernt, die Handflächen zeigen nach oben. So entspannen sich auch die Finger.

Legen Sie ein gerolltes Frottiertuch unter die Knie, wenn das für Sie angenehmer ist, so entlasten Sie den unteren Rücken (siehe Bild Seite 160).

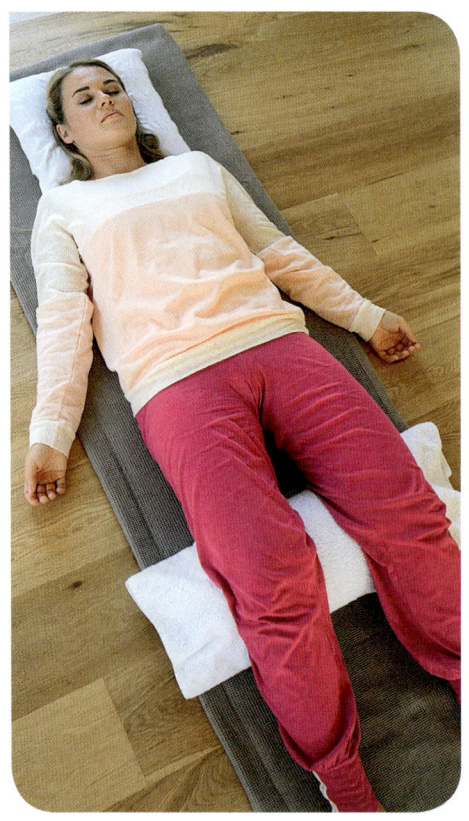

● Savasana – Vollkommene Entspannung

ein schöner Yogaraum mit stilvoller Yogamatte zu sein), entspannen Sie sich sitzend oder stehend.

Wir stellen Ihnen 3 verschiedene Arten zur Entspannung vor: kürzere Entspannungstechniken, die speziell von uns entwickelte Rücken-Tiefenentspannung und die Tiefenentspannungstechnik Yoga Nidra. Wählen Sie diejenige aus, die Sie am meisten anspricht. Hier 2 kurze Entspannungstechniken:

Anspannungen ausatmen

1. Atmen Sie zuerst einige Male tief ein und aus. Atmen Sie dann einige Atemzüge lang bewusst alle körperlichen Anspannungen – insbesondere diejenigen im Rücken – aus. Machen Sie dies ganz bewusst einige Atemzüge lang.
2. Atmen Sie anschließend einige Atemzüge lang bewusst alle mentalen Anspannungen aus.
3. Atmen Sie zum Schluss einige Atemzüge bewusst alle emotionalen Anspannungen aus.
4. Machen Sie diese Übung einige Atemzüge lang, insgesamt bis 5 Minuten.
5. Machen Sie es einfach, so gut es geht – ohne sich unter Druck zu setzen.

Oder gehen Sie in die Bauchentspannungslage, wenn das angenehmer ist: Legen Sie sich in der Bauchlage ein kleines Kissen unter den Bauch (auch für Bauchschläfer sehr zu empfehlen). Achten Sie darauf, dass Sie den Kopf nicht immer zur gleichen Seite gedreht ablegen.

Falls es gerade gar keine Möglichkeit gibt, dass Sie sich hinlegen können (aber seien Sie kreativ, es braucht nicht immer

Reise durch den Körper

Reisen Sie mit Ihrer Aufmerksamkeit durch Ihren ganzen Körper – von den Füßen bis zum Kopf. Bleiben Sie nur kurz bei den einzelnen Körperteilen, diese werden sich automatisch entspannen. Bringen Sie Ihre Aufmerksamkeit der Reihe nach zu folgenden Körperteilen: Füße, Beine, Becken, Bauch, Brust, Rücken, Hände, Arme, Schultern, Nacken, Hals, Kopf. Bringen Sie dann Ihre Aufmerksamkeit zum ganzen Körper und nehmen Sie die Entspannung wahr.

Rücken-Tiefenentspannung

Auf der DVD stellen wir Ihnen eine ganz besondere Rücken-Tiefenentspannung vor. Wir laden Sie ein, sich 24 Minuten auf den Rücken zu legen, nach Wunsch mit hochgelegten Beinen. Eine angenehme Stimme unterstützt Sie dabei, Verspannungen in Ihrem Rücken loszulassen und ihm frische Energie zuzuführen. Praktizieren Sie diese äußerst wirksame und tief greifende Übung morgens im Bett, tagsüber oder abends nach einem erfüllten Tag. Eine wohltuende Entspannung und Leichtigkeit wird sich in Ihrem Rücken ausbreiten. Wir schlagen Ihnen vor, die Übung auf Ihr Mobiltelefon (Smartphone) oder Ihren iPod/ MP3-Player zu laden, um diese dann jederzeit zur Hand zu haben. Sie werden die Entspannung schon beim ersten Mal spüren und wir können Ihnen versprechen, dass sich die Wirkung noch vertieft, wenn Sie regelmäßig praktizieren. Seien Sie sich bewusst, dass nicht nur Ihr Rücken, sondern Ihr ganzer Körper davon profitiert – jeder Körperbereich, jedes Organ, Atmungs-, Nerven-, Immun-, Verdauungs- und Hormonsystem. Natürlich zeigen sich die Wirkungen auch im mentalen und emotionalen Bereich.

Tiefenentspannung mit Yoga Nidra

Gerne empfehlen wir Ihnen zudem die von uns sehr geschätzte Tiefenentspannungstechnik Yoga Nidra. Dies ist eine äußerst effektive Entspannungsübung, die Sie mittels einer Ansage auf einer CD in einer halben Stunde auf körperlicher, mentaler und emotionaler Ebene völlig entspannen lässt und zudem spirituelle Dimensionen eröffnet. Yoga Nidra (Nidra bedeutet Schlaf) wurde von Swami Satyananda (1923–2009, Begründer der Bihar School of Yoga, Indien) entwickelt.

Wenn Sie eine der vorgestellten Entspannungstechniken regelmäßig in Ihren Alltag integrieren, werden Sie bald merken, wie sich körperliche Verspannungen lösen, wie sich das Gedankenkarussell beruhigt und sich eine erfreuliche Gelassenheit einstellt.

Psychosomatik, Alltagstipps und Spiritualität

Gefühle und Gedanken haben einen direkten Einfluss auf unser körperliches und seelisches Wohlbefinden. Denken Sie sich also gesund.

Psychosomatik – Hallo Mr. Detektiv!

Als vor 12 Jahren das Buch mit dem Titel *Selbsthilfeprogramm Gesunder Rücken. Den Schmerzkreislauf mit natürlichen Mitteln durchbrechen – die neue revolutionäre Behandlungsmethode (von R.D. Siegel, M. Urdang, D. Johnson)* herauskam, hat dies keine großen Wellen geschlagen. Die Autoren zeigten auf, dass Rückenschmerzen nicht zwangsweise aus einer defekten Wirbelsäule resultieren und dass viele Menschen mit Rückenschäden keine Schmerzen verspüren. Ihrer Meinung nach sind die Denkweise und die Emotionen die Ursache der Rückenschmerzen. Dies hörte niemand gerne, nicht die Ärzte, wie auch nicht die Betroffenen und teilweise ist es heute noch so. Als einer der Autoren, selbst ein Arzt, unter heftigen und immer wiederkehrenden Rückenschmerzen litt, empfahlen ihm gutmeinende Arzt-Kollegen die Ruhigstellung des Rückens, am besten liegend. Gesagt, getan – aber es wurde immer schlimmer und einige lange Wochen verbrachte er hauptsächlich im Bett – und verzweifelte fast dabei. Da sowieso nichts mehr half, so meinte er, stand er auf und ging trotz der Schmerzen seinen Verpflichtungen nach. Er probierte Bewegungen aus, die ihm gut taten, die seine Schmerzen linderten (siehe unser Akutprogramm Seite 22) und bald konnte er eine frappante Besserung verspüren. Dasselbe probierte er mit seinen Patienten aus und auch diesen ging es bald besser und die Schmerzen schwanden. Nun passierte aber etwas eigenartiges: Zu Beginn war bei vielen Betroffenen tatsächliche eine Besserung

ich immer wieder verfeinerte, wenn ich merkte, dass mir dies oder jenes noch mehr brachte (Es hat doch alles sein Gutes – das war die Geburtsstunde meines Akutprogramms!). Dass ich den wunderschönen Saal nicht mietete, können Sie sich denken. Der Raum war nicht nur wunderschön, sondern auch sündhaft teuer und vor den finanziellen Konsequenzen hatte ich Angst. Dies verursachte die Rückenschmerzen. Später hatte ich noch einige Schmerz-Attacken, die ich immer auf meine Gedanken zurückverfolgen konnte. So war ich beispielsweise im Kunsthaus, um eine Ausstellung von Impressionisten zu besuchen. Im Keller war zufällig eine Fotoausstellung mit Kriegsbilder aus dem Nahen Osten zu sehen. Kaum betrat ich den Raum mit diesen schrecklichen Bildern, überfielen mich die Schmerzen und ich konnte mich kaum mehr aufrecht halten. Im Kaffeehaus nebenan erholte ich mich dann wieder langsam. Die ganze Sache schrieb

zu spüren, aber nach einer Weile kehrten die Schmerzen zurück. Also forschte er mit seinem Team weiter, um auch diesem Phänomen auf die Spur zu kommen. Und siehe da, sie fanden heraus, dass es vor allem Gedanken und Gefühle waren, welche die Rückenschmerzen verursachten. Weltweit wurden inzwischen weitere Forschungen zu diesem Thema gemacht und diese sind zu den gleichen Ergebnissen gekommen.

Auch ich (Gertrud) habe die gleichen Erfahrungen machen müssen: So wollte ich beispielsweise in Zürich-City einen großen, wunderschönen Saal für meine Yogaschule mieten und der Vertrag war zur Unterschrift bereits in meiner Tasche. Auf dem Heimweg überfiel mich eine richtige Rückenschmerz-Attacke, und zwei Wochen lang praktizierte ich täglich mehrmals mein Akutprogramm – das

Schmerzfrei trotz Abnutzungen

Neuste Forschungen haben ergeben, dass Menschen mit vielen Abnutzungen und Ablagerungen nicht zwingend Rückenschmerzen haben müssen. Sollte also diese Diagnose gestellt werden, ist dies kein zwingender Grund für Rückenschmerzen.

ich aber vorerst dem kalten Betonboden zu – ich besuchte jedoch später in den gleichen Räumen andere Ausstellungen mit angenehmeren Themen. Nie mehr Rückenschmerzen! Na ja, um Kriegsgeschehen beizuwohnen, müssen wir nicht unbedingt ins Kunstmuseum oder in den Nahen Osten reisen. Wir finden diese oftmals auch in unserer lieben Familie, in der Firma oder sogar in unserem Bauch, Herzen oder Kopf. Wie oft kämpfen wir selbst mit der Zeit, weil wir einfach zu wenig davon haben; mit dem Raum, weil er uns zu eng ist; mit der Konzentration wegen zu viel Lärm und Ablenkung. Oder wir kämpfen mit Überforderungen, die wir uns selbst oder andere uns einbrocken; oder wir kämpfen mit Langeweile, Leere und Sinnlosigkeit. All diese privaten Kleinkriege können sich negativ auf unseren Rücken auswirken, wenn dies unsere Schwachstelle ist.

Auch unterdrückte und verdrängte Emotionen können in uns enormen Schaden anrichten. Ärger, Zorn, Wut, Frustration, Furcht, Traurigkeit, Schuldgefühle, usw. – jede Emotion löst im Körper entsprechende Reaktionen aus: Spannungen und Verspannungen – beispielsweise im Verdauungstrakt, im Herz- und Lungenbereich oder eben in Rücken und Nacken. Wir können diese negativen Emotionen so weit verbannen, dass wir selbst sogar meinen, nicht davon betroffen zu sein. Das ist verheerend für unsere Gesundheit. Wenn die Leute davon reden, dass sie sich gegen ein Gefühl „wappnen",

beschreiben sie die Art und Weise, wie sie Muskeln anspannen, um Emotionen abzuwehren. Wenn wir ständig versuchen, bestimmte Gefühle und Emotionen abzublocken, bleiben die Muskeln dauerhaft angespannt. Dieser Prozess kann auch in umgekehrter Richtung ablaufen: wenn durch gezielte Körperarbeit die Muskeln gelockert werden, kommen die verdrängten Gefühle zutage. Das „ewig-lieb-und-brav-sein" kann also, statt kostbar, eher kostspielig sein. Legen Sie sich bei der Übungsreihe „Dampf ablassen", insbesondere im Panther, voll ins Zeug – halten Sie nichts zurück. Raus mit Stress, Frust oder Wut – raus mit allem, was in Ihnen brodelt!

Oft zeigen sich die körperlichen Beschwerden nachts, wenn man sich entspannt und so die „Wachsamkeit" nachlässt. Ganz nebenbei: Verdrängte Emotionen sind oft auch das Futter von Alpträumen. So wie wir alle Freude, Liebe und Lust empfinden, so empfinden wir auch Zorn, Ärger, Frust & Co. – das gehört zum Leben. Die negativen Emotionen können und sollten wir sicher nicht vor unserem Partner oder Chef ausleben –

Die Einstellung macht's!

Nicht die äußeren Umstände bestimmen die Qualität unseres Lebens, sondern wie wir uns innerlich auf sie einstellen.

aber wir können zusammen Lösungen erarbeiten; oder wenn uns dies nicht möglich ist, unsere innere Einstellung entsprechend ändern. Wie das geht, erfahren Sie auf Seite 166.

Beobachten Sie sich tagtäglich gut, was der Auslöser Ihrer Rückenschmerzen auch noch sein könnte. Sind es Begegnungen mit Personen, die Sie frustrieren oder bedrücken? Aufgaben, die Sie übernehmen dürfen, sollten, müssen; bei Zeitdruck oder Langeweile? Könnte es Stress sein, egal welcher Art? Oft sind es auch allgemeine Ängste vor der Zukunft, Ungewissheiten, mangelndes Selbstwertgefühl oder es sind bevorstehende Ereignisse. Ja, sogar Weihnachten kann uns in den Rücken fahren.

Dass Sie suchen und aufdecken, was die Rückenschmerzen verursacht, ist das eine; dass Sie aber auch entsprechende Lösungen suchen und Strategien entwickeln, ist das andere. Wie geht das? Wenn gewisse Mitmenschen die Ursache sind, dann können wir ihnen vielleicht aus dem Weg gehen oder wir können sie in ihre Schranken weisen. Das Letztere kann vorerst auf eine freundliche und nette Art geschehen. Vielleicht klappt es nicht das erste Mal, dann muss man halt immer wieder beharrlich darauf bestehen. Aber wenn uns der Vorgesetzte, die Schwiegermutter oder ein Mitarbeiter im Nacken sitzt (statt dass er uns den Rücken stärkt), dann können wir oft nicht einfach davonlaufen oder ihn

zurechtweisen. Wenn wir äußerlich nicht dagegen angehen können, dann müssen wir uns innerlich eine andere Haltung und Strategie erarbeiten. Wir können uns beispielsweise innerlich distanzieren und uns so viel wie möglich mit Anderem und Erfreulicherem beschäftigen. Auch dies gelingt nicht auf Anhieb, das ist ein Prozess, den Sie über eine längere Zeitdauer hinweg stetig üben müssen – und Rückschläge gehören dazu. Gehen Sie die Angelegenheit langsam, sensibel und bedacht an und freuen Sie sich an jedem noch so kleinen Erfolg. Beginnen Sie jeden Tag neu! Jedes Misslingen hat sogar seinen Wert. Es zeigt Ihnen, dass es so nicht geht, dass Sie eine andere Lösung suchen müssen – tun Sie es – bleiben Sie dran!

Sie werden auch bemerken, dass Sie immer wieder alten Denkweisen zum Opfer fallen, das sind Gewohnheiten, die nicht so schnell das Feld räumen – Sie schmeißen diese durch die Vordertür raus und diese schleichen durch die Hintertür wieder rein. Und was machen Sie nun?

Verhandeln macht stark

Bekämpfen Sie nichts und niemanden mehr – verhandeln Sie stattdessen mit starkem Rückgrat. Verhandeln Sie mit den Mitmenschen, verhandeln Sie mit sich selbst, mit Ihrem Herzen, Bauch und Rücken!

Nichts da – wieder raus damit! Ich weiß, ich weiß (sehr gut sogar), es ist alles gar nicht so einfach – aber tun Sie es trotzdem! Der Rücken wird es Ihnen danken und jeder Sieg, egal wie klein oder groß, macht Sie glücklich – darum geht es doch letztendlich.

Innere Einstellung

Es stimmt, unsere Umstände und unsere Mitmenschen, die uns Mühe machen, können wir oft nicht einfach meiden oder ändern. Aber wir können immer unsere innere Einstellung ändern. Dies gelingt sicher nicht immer sofort und hält nicht für immer, aber wie schon erwähnt – jeder neue Anstoß bringt uns weiter und der Veränderungsprozess hält an.

Aber was heißt das genau: Unsere innere Einstellung ändern? Legen Sie das Buch weg und überlegen Sie kurz, was dies persönlich für Sie in Berücksichtigung Ihrer Situation bedeutet.

- Sich innerlich distanzieren.
- Etwas nicht gleich persönlich nehmen.
- Mehr Toleranz zeigen.
- Den Perfektionismus verabschieden.
- Kontrolle loslassen.
- Keine Erwartungen setzen.
- Keinen Dank erwarten.
- Für sich selbst einstehen.
- Nur bedacht Ja sagen.
- Seine Bedürfnisse kommunizieren.
- Seine Glaubenssätze hinterfragen.
- Etwas auch mal im Raum stehen lassen.
- Das Gute sehen.

Unbequeme und herausfordernde Charakterzüge

Oft sind wir unser eigener größter Quälgeist – ja, Sie haben richtig gelesen. Wir haben Eigenheiten, die an und für sich nicht schlecht sind, aber trotzdem können sie uns in Stress bringen und Rückenschmerzen verursachen. Bei mir (Gertrud) ist es der Perfektionismus, der mich oft stresst, und die daraus resultierenden Spannungen spüre ich dann im Rücken. Oft überspitze ich auch das Maß – auch das tut mir nicht gut. Ich fragte bei anderen nach, was ihre Auslöser sind und die Antworten waren höchst interessant: diffuse oder berechtigte Ängste oder Sorgen, denen gefrönt wird, Ungeduld, Schuldgefühle, Groll, Trauer, um nur einige davon zu nennen.

All diese Denkweisen, die sich in uns als Charaktereigenschaften stabilisieren, und die entsprechenden Gefühle und Stimmungen, die mit ihnen einhergehen, können wir nicht einfach abstellen oder verdrängen – und wir sollten es auch gar nicht erst versuchen, das ist ungesund.

Aber statt dass wir uns von dieser negativen Denkweise gefangen nehmen lassen, sollten wir uns ablenken und bewusst etwas anderes denken. Warum geht es vielen Menschen besser, wenn sie mit anderen zusammen sind oder ihrer Arbeit nachgehen? Weil sie dann nicht diesen leidbringenden Gedanken nachhängen können – so ist es. Kommen Sie also Ihren negativen Gedanken und Überzeugungen auf die Schliche und eliminieren Sie diese sukzessive.

Genau genommen kann jedes negative Gefühl Rückenschmerzen auslösen. Diese Emotionen packen uns an unserer Schwachstelle. Bei den einen sind es Verdauungsprobleme, Herzbeschwerden, Asthma oder Depression, bei den anderen Rückenschmerzen.

Sehen Sie Ihren Rücken als Ihren Freund und Helfer. Er weist uns darauf hin, dass in unserem Leben etwas nicht stimmt – was uns eben im wahrsten Sinne des Wortes krank macht oder uns Schmerzen bereitet. Die äußeren Umstände lassen sich vielleicht nicht sofort verändern, aber unsere innere Einstellung sehr wohl. Dabei sind natürlich, wie schon gesagt, unsere Beharrlichkeit, unsere Geduld und besonders die Liebe zu uns selbst gefragt.

RückenYoga bietet dazu hilfreiche Körperübungen, die Rücken-Tiefenentspannung, Mantras, Mudras sowie Meditationen an. Setzen Sie diese gezielt ein. Es werden dadurch nicht nur die Rückenschmerzen schwinden, sondern Ihr ganzes Leben wird sich zum Guten ändern.

Spiritualität

Rückenbeschwerden können uns immer auch auf einen spirituellen Aspekt in unserem Leben hinweisen. Es kann sein,

dass wir in letzter Zeit unsere Beziehung zum Größeren Ganzen, zum Göttlichen oder zum universellen Bewusstsein (oder wie Sie es nennen mögen) zu wenig gepflegt haben, oder dass wir die Existenz von etwas Größerem sogar verneinen oder ablehnen. Wir können uns dann überlegen, ob es darum geht, wieder vermehrt Vertrauen ins Leben zu fassen und zu lernen, dass wir nicht alleine für alles zuständig sind.

Wenn Sie zu den Skeptikern gehören, laden wir Sie zu einem Experiment ein: Gehen Sie doch einfach mal davon aus, dass es irgendetwas gibt, es muss nicht klar definiert sein, einfach ETWAS. Könnte das möglicherweise einen Einfluss auf Ihr Wohlbefinden haben? Ergeben sich eventuell „Zufälle" in Ihrem Leben, die Sie unterstützen und Ihnen weiterhelfen?

Wenn es für Sie darum geht, Ihre Beziehung zum Großen Ganzen zu stärken, laden wir Sie ein, einfach wieder einmal bewusst Ihre Sorgen, Ängste, Frust und Stress (auch die Verspannungen in Nacken und Kreuz) in die göttliche Obhut zu geben. Dann merken Sie, dass nicht alles von Ihnen abhängt, sondern es gibt tatsächlich etwas, das Ihnen jederzeit zur Seite steht.

Yoga und Spiritualität

Der Begriff „Yoga" bedeutet „Joch". Seit Urzeiten wird in Indien der Pflug von einem Ochsengespann gezogen. Der eine

Ochs steht für das individuelle und der andere für das universelle Bewusstsein – diese spannen zusammen – erfüllen so den Sinn des Daseins und erreichen das Ziel des Lebens. Sie bringen das Gefährt (Körper) mitsamt dem Lenker (Seele) über den holperigen und steinigen Grund des Lebens-Ackers – hinein ins kosmische Licht. Interessanterweise ergeben Joch und Deichsel ein Kreuz – das auch im Christentum für Erlösung steht. Ganz nebenbei – Jesus lehrte: Mein Joch ist sanft und meine Last ist leicht (Matthäus 11.30). Lassen Sie das Bild aus dem Osten und die Aussage aus dem Neuen Testament in Ihnen wirken – und seien Sie bereit für die schönsten Geschenke des Lebens: Es ist das Vertrauen und es ist die Liebe.

Ihre spirituelle Ausrichtung ist natürlich Privatsache. Denken Sie also über Ihr „Gottvertrauen" in aller Stille ein bisschen nach und spüren Sie, wie und wo sich dieses zeigt – gehen Sie eine Partnerschaft mit Gott ein, das bringt Ihnen nebst Stärke und Mut inneren Frieden und ein unbeschreiblich schönes Gefühl von Freiheit und Leichtigkeit.

Gelebte Spiritualität zeigt sich in erster Linie nicht in dem, an was man glaubt, sondern wie man diesen Glauben zum Ausdruck bringt und in den Alltag integriert.

Nachwort

Vielleicht arbeiten Sie nun schon eine Weile mit Buch und DVD (es sei denn, Sie lesen das Nachwort zuerst) und Sie können schon einiges an Erfolg verbuchen – bzw. eine Linderung der Rückenbeschwerden und mehr Wohlbefinden verzeichnen; oder Sie warten ungeduldig, dass Ihre Bemühungen schneller und effizienter wirken. Sollte das Letztere der Fall sein, was wir allerdings fast nicht glauben können, dann bedenken Sie, die Genesung kommt oft auf leisen Sohlen: Der Schmerz macht sich weniger heftig bemerkbar, hält weniger lange an und kommt seltener vorbei. Seien Sie achtsam – lassen Sie dem Rücken Zeit. Kein Heilungsprozess geht linienförmig von A nach B, sondern es gibt Auf und Abs, gute Tage und weniger gute, oft wirken die Übungen sofort, ab und zu nur kurzfristig, es kann kleine Rückfälle geben – bleiben Sie einfach dran und praktizieren Sie die einzelnen Übungen und/oder Übungsfolgen regelmäßig und immer wieder.

Beobachten Sie auch, welchen Gedanken, Gefühlen und Stimmungen Sie tagein tagaus frönen. Lernen und meistern Sie das positive und konstruktive Denken – werden Sie zum Lebenskünstler. Dazu brauchen Sie kein tolles Auto, kein Supermodel als Partnerin, keinen Traumjob oder eine geschenkte Million – dazu brauchen Sie nur etwas Geduld und eine heitere Gelassenheit, Dankbarkeit für die täglichen Geschenke des Lebens, ein unbeschwertes, liebendes und gütiges Herz und einen zuversichtlichen Blick in die Zukunft. Damit werden Sie zu einem Magneten, der liebenswerte Menschen und alles, was Ihnen Freude macht, anzieht. Alles, was wirklich kostbar ist – kostet nichts. Sie werden dadurch auch immer wieder neue Fassetten an sich entdecken und das ist höchst interessant.

Wir wünschen Ihnen eine gute Portion Pionier- und Abenteuer-Geist, den Sie mit Elan und gestärktem Rücken bei Ihren großen und kleinen Herausforderungen ins Spiel bringen. Und weiter wünschen wir Ihnen auf diesem neuen Weg all das, was Sie glücklich macht; und wir wünschen Ihnen auch, dass viele nette Menschen Sie dabei begleiten.

Bibliografische Information der Deutschen Nationalbibliothek
Die Deutsche Nationalbibliothek verzeichnet diese Publikation in der Deutschen Nationalbibliografie; detaillierte bibliografische Daten sind im Internet über http://dnb.d-nb.de abrufbar.

Programmplanung: Sibylle Duelli
Bildredaktion: Christoph Frick
Umschlaggestaltung:
Cyclus · Visuelle Kommunikation, Stuttgart

Model im Buch: Anne Maria Schmid
Gian Marco Rostetter

Model im Film: Britta Volker

Bildnachweis
Umschlagfoto: Tina Steinauer, Sternenberg (Schweiz)
Fotos im Innenteil: Tina Steinauer, Sternenberg (Schweiz)

Dank für Kleidung weibliches Modell: lolafred.com

1. Auflage 2014

© 2014 TRIAS Verlag in
MVS Medizinverlage Stuttgart GmbH & Co. KG
Oswald-Hesse-Straße 50, 70469 Stuttgart

Printed in Germany

Satz: Cyclus · Media Produktion, Stuttgart
Repro: ludwig:media, Zell am See (Österreich)
gesetzt in Adobe Indesign CS6
Druck: AZ Druck und Datentechnik GmbH, Kempten

Gedruckt auf chlorfrei gebleichtem Papier

ISBN 978-3-8304-6911-7

Auch erhältlich als E-Book:
eISBN (PDF)   978-3-8304-6912-4
eISBN (ePub) 978-3-8304-6913-1

2 3 4 5 6

Wichtiger Hinweis: Wie jede Wissenschaft ist die Medizin ständigen Entwicklungen unterworfen. Forschung und klinische Erfahrung erweitern unsere Erkenntnisse. Ganz besonders gilt das für die Behandlung und die medikamentöse Therapie. Bei allen in diesem Werk erwähnten Dosierungen oder Applikationen, bei Rezepten und Übungsanleitungen, bei Empfehlungen und Tipps dürfen Sie darauf vertrauen: Autoren, Herausgeber und Verlag haben große Sorgfalt darauf verwandt, dass diese Angaben dem Wissensstand bei Fertigstellung des Werkes entsprechen. Rezepte werden gekocht und ausprobiert. Übungen und Übungsreihen haben sich in der Praxis erfolgreich bewährt. Eine Garantie kann jedoch nicht übernommen werden. Eine Haftung des Autors, des Verlags oder seiner Beauftragten für Personen-, Sach- oder Vermögensschäden ist ausgeschlossen.

Geschützte Warennamen (Warenzeichen) werden nicht besonders kenntlich gemacht. Aus dem Fehlen eines solchen Hinweises kann also nicht geschlossen werden, dass es sich um einen freien Warennamen handelt.

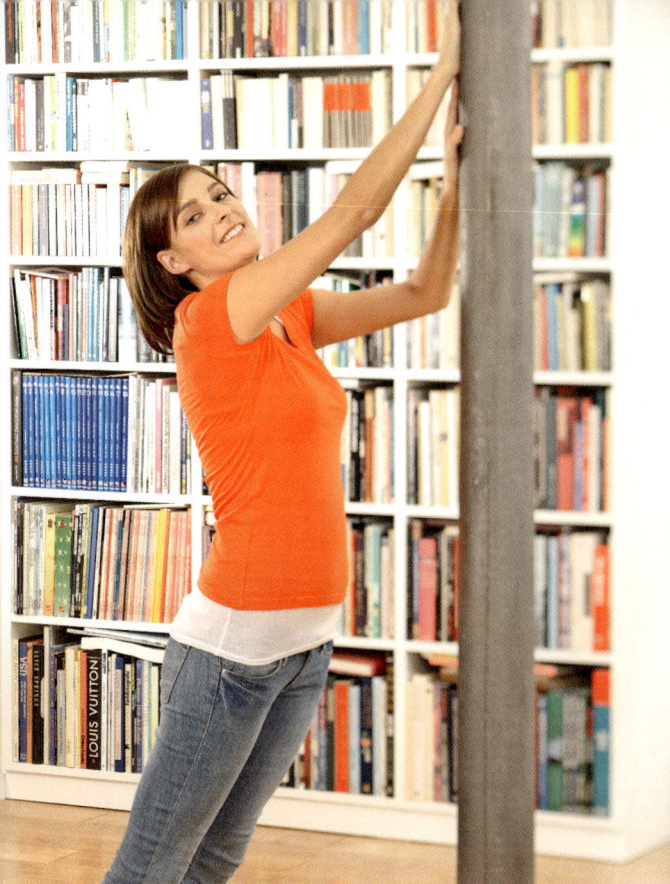
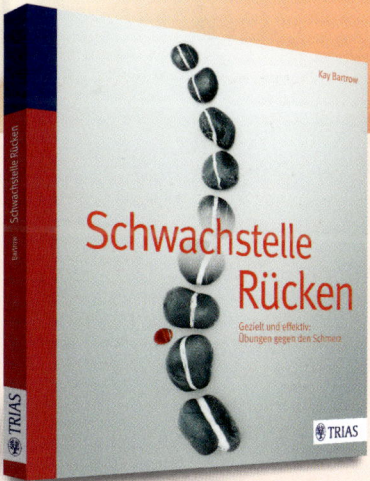
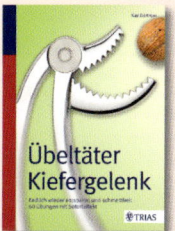
 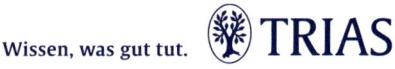

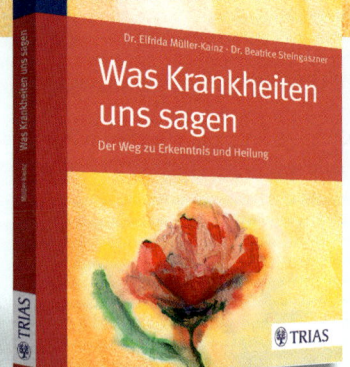
 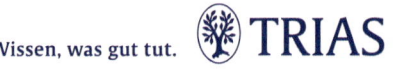

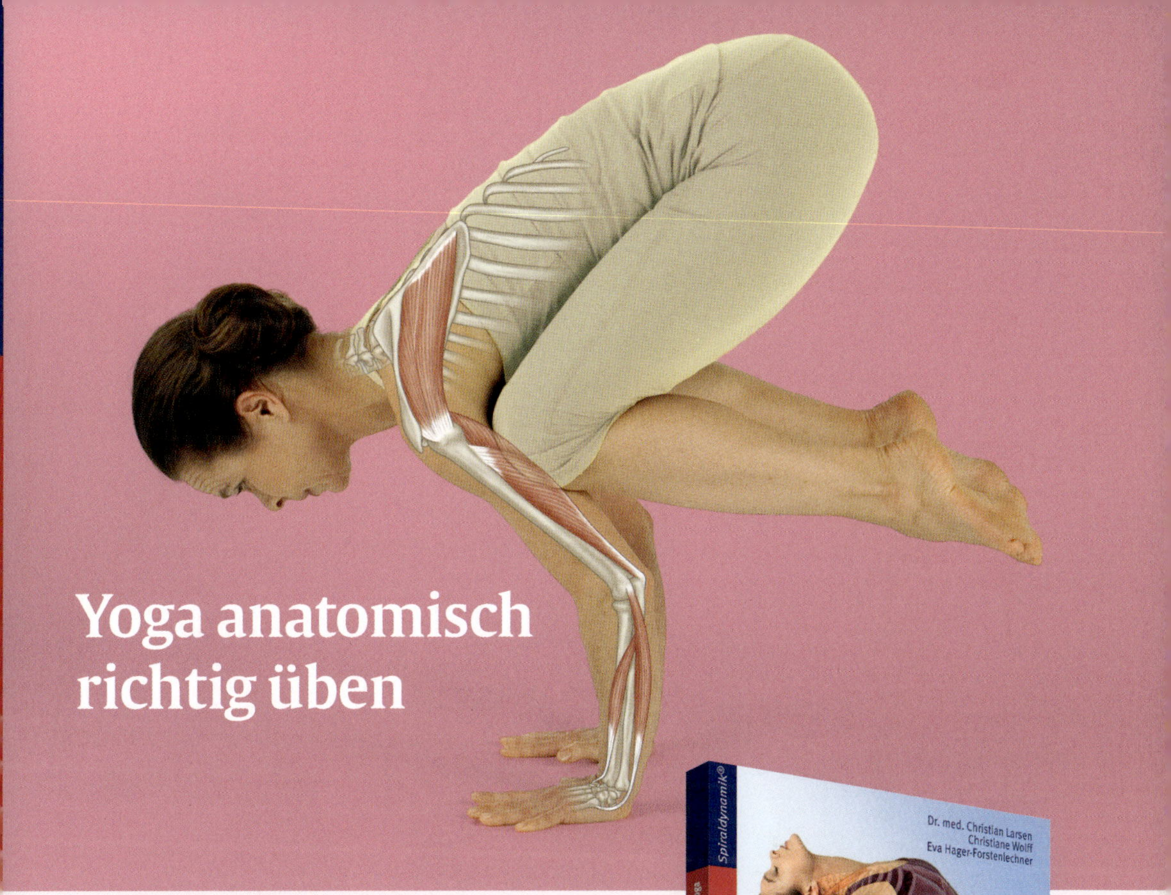

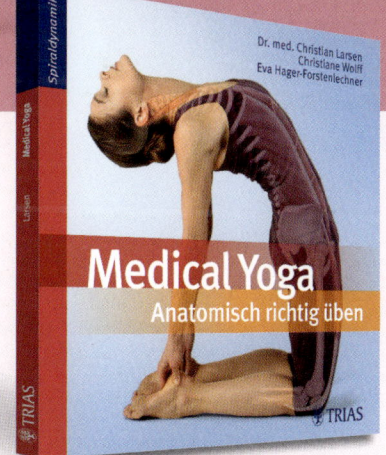
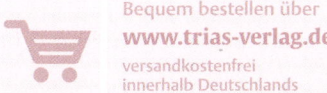 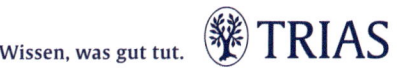

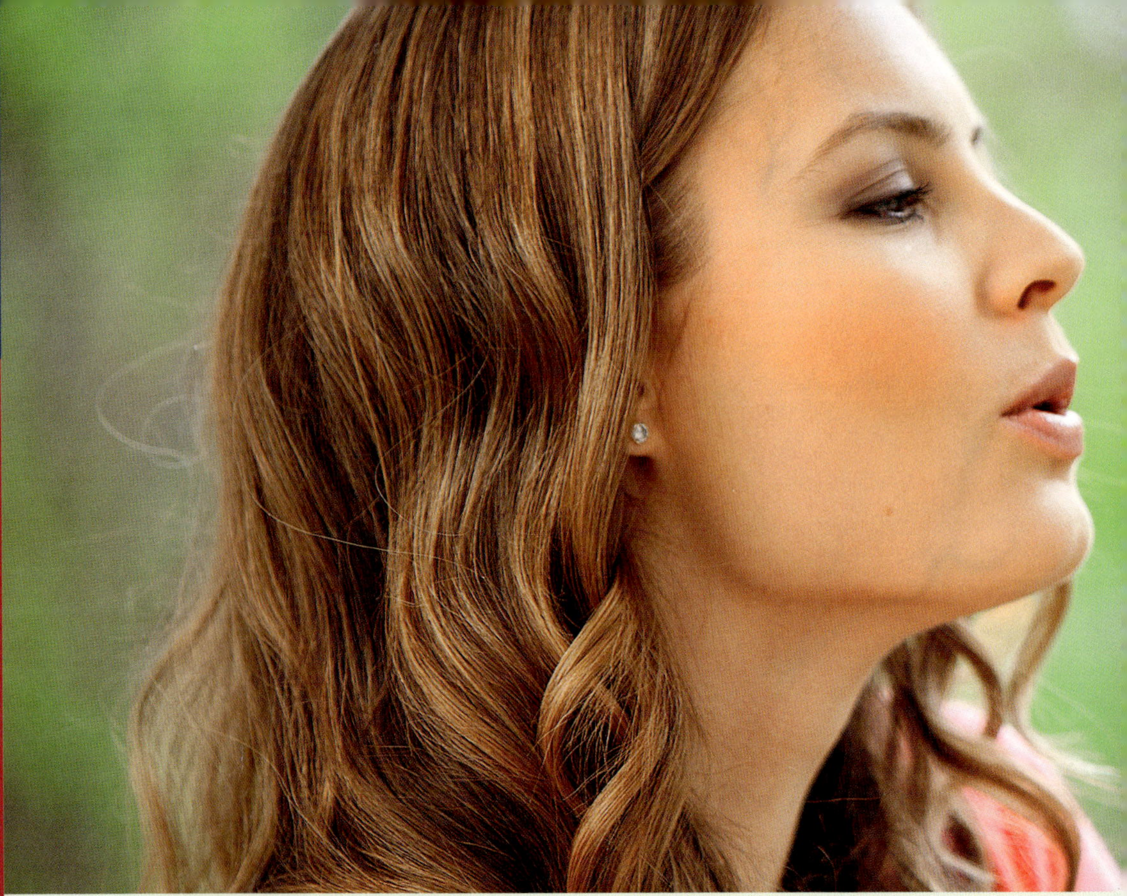

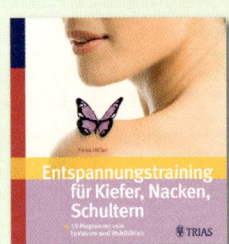

Heike Höfler
**Entspannungstraining
für Kiefer, Nacken, Schultern**
€ 14,99 [D]
ISBN 978-3-8304-3541-9

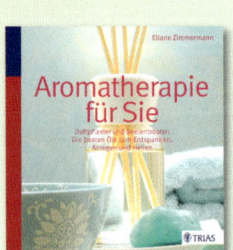

Eliane Zimmermann
Aromatherapie für Sie
€ 14,99 [D]
ISBN 978-3-8304-6865-3

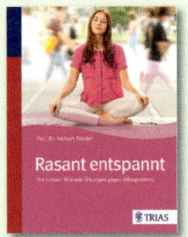

Norbert Fessler
Rasant entspannt
€ 14,99 [D]
ISBN 978-3-8304-6669-7

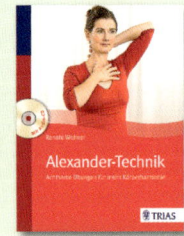

Renate Wehner
Alexander-Technik
€ 17,99 [D]
ISBN 978-3-8304-6739-7

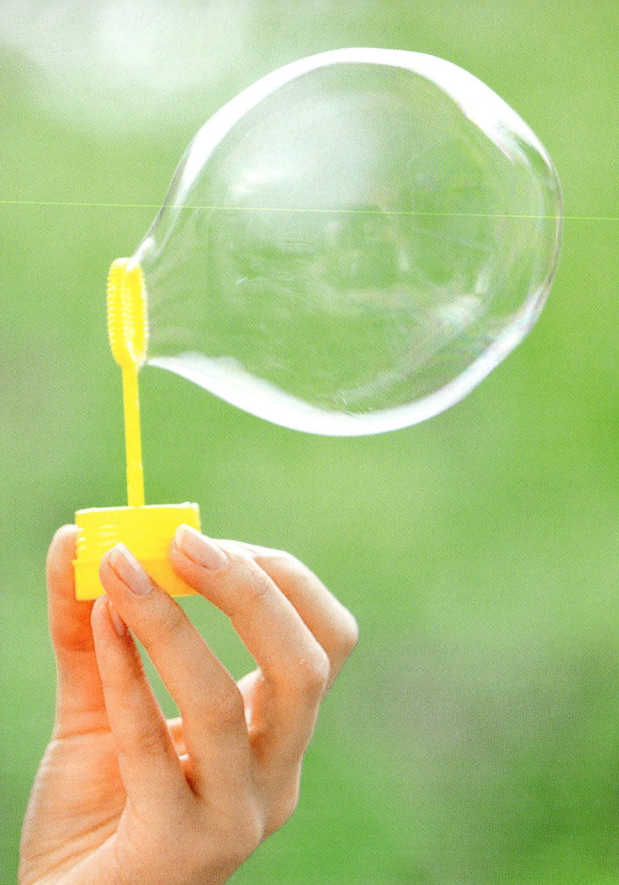

Abschalten,
durchatmen,
entspannen

▸ **ENDLICH STRESSFREI DURCHATMEN**

Weniger Stress, mehr Gelassenheit – bringen Sie durch
bewusstes Atmen mehr Harmonie und Energie in Ihr Leben.
Über einfache Übungen und Techniken lernen Sie, auf Ihre
innere Stimme zu hören und so im stressigen Alltag
die nötigen Atempausen für neue Lebenskraft zu finden.

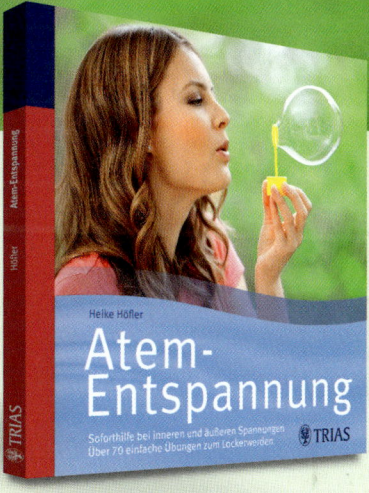

Heike Höfler
Atem-Entspannung
€ 14,99 [D] / € 15,50 [A] / CHF 21,–
ISBN 978-3-8304-6140-1
Alle Titel auch als E-Book

DVD Inhalt

Übungsfolge bei akuten Schmerzen
00:00 Entspannung in Rückenlage
03:18 Dynamische Übungen
16:35 Gewichtstemmer
18:36 Sanfte Rückenmassage

Übungsfolge für den unteren Rücken
00:00 Nach den Sternen greifen
01:54 Rückenpower
04:02 Vorbeuge im Stand
05:15 Katze
07:21 Katzenbuckel – Pferderücken
10:18 Heuschrecke
13:06 Kobra
15:08 Entspannung im gerollten Blatt

Übungsfolge für den oberen Rücken
00:00 Schultern kreisen
02:15 Windrad
04:01 Liegende Acht
06:04 Flügelschlag
07:53 Goldenes Trio für Hals und Nacken

14:18 Anti-Buckel
15:58 Nacken und Schultern kneten
17:40 Ruhende Schildkröte

Übungsfolge zum Dampf ablassen und Auftanken
00:00 Kriechgang
01:31 Drehung im Kniestand
04:21 Seitendehnung im Kniestand
07:13 Kleiner Held
09:32 Schwan
11:21 Panther
13:53 Beckenheber
15:52 Boot
18:17 Therapeutische Rückendehnung

Rücken-Tiefenentspannung

Rückenmeditation

Liebe Leserin, lieber Leser,

hat Ihnen dieses Buch weitergeholfen? Für Anregungen, Kritik, aber auch für Lob sind wir offen. So können wir in Zukunft noch besser auf Ihre Wünsche eingehen. Schreiben Sie uns, denn Ihre Meinung zählt!

Ihr TRIAS Verlag

E-Mail Leserservice
kundenservice@trias-verlag.de

Lektorat TRIAS Verlag
Postfach 30 05 04
70445 Stuttgart
Fax: 0711 89 31-748